SO-BYN-333

Conviviendo con la diabetes de su hijo

(Managing Your Child's Diabetes)

Conviviendo con la diabetes de su hijo

(Managing Your Child's Diabetes)

Robert Wood Johnson IV,
Sale Johnson, Casey Johnson,
and Susan Kleinman

EAST CHICAGO PUBLIC LIBRARY
EAST CHICAGO, INDIANA

MasterMedia Limited, *New York*

RAP 342 2/6 1√

Copyright © 1992, 1994 Robert Wood Johnson IV, Sale Johnson, Casey Johnson, Susan Kleinman

All rights reserved, including the right of reproduction in whole or in part in any form. Published by MasterMedia Limited.

MASTERMEDIA and colophon are registered trademarks of MasterMedia Limited.

Library of Congress Cataloging-in-Publication Data

Coviviendo con la diabetes de su hijo / Robert Wood Johnson IV...
[et al.].
    p. cm.
    ISBN 1-57101-026-2 (pbk.)
    1. Diabetes in children-Popular works. 2. Diabetes in children-
Patients-Home care. I. Johnson, Robert Wood.
    RJ420.D5M36 1992
    618.92'462-dc20   91-46169
                                 CIP

Designed by Jacqueline Schuman
Production services by Martin Cook Associates, Ltd.
Manufactured in the United States of America
    10 9 8 7 6 5 4 3 2 1

SP
618.92462
C 766

RECONOCIMIENTOS

Los autores agradecen a las siguientes personas por su ayuda en este proyecto:

Susan Stautberg, nuestra editora y amiga, por creer en nuestra idea y ayudarnos a convertirla en realidad.

Ken Farber, Karen Brownlee y el personal de la Juvenile Diabetes Foundation International (JDF), por toda la ayuda, información y asistencia que nos brindaron. No habríamos podido completar este libro sin su ayuda.

Fredda Ginsberg-Fellner, M.D.; Paula Liguori, R.N., C.D.E. y el personal de la Unidad de Tratamiento de Jóvenes Diabéticos del Centro Médico Mount Sinai en Nueva York por su ayuda y consejo.

Los expertos que compartieron sus conocimientos con nosotros: Penelope Buschman, R.N., C.E., Profesora Asistente de Enfermería de la Escuela Universitaria de Enfermería de la Universidad de Columbia; Barbara Davis; Dr. Maryann Feldstein; Bernard Kleinman, C.P.A., A.P.F.S.; Nancy Sander; Lynne Scott, M.A., R.D.-L.D.; y Shirley Swope.

Neil Burmeister, Chaim Jaroslawicz, y Eunice Kleinman por habernos ayudado de tantas maneras.

Por último y no por ello menos importante, los padres que compartieron sus experiencias y su visión con nosotros: Thomas Borger, Susan Briston, Carol Brownstein, Sandra Gandy, LuNell y Joseph Garza, la Sra. Goldsmith, Peggy Gragg, Arlene Gross, Bonnie Gudis, Cheryl Gutmacher, Judy Haley, Patti Keenan, Carol McGrath, la Sra. Singer, Ellen Smith, Joanna Southerland, Audrey Wallock y todos aquellos que solicitaron permanecer en el

v

anonimato.

Sin su ayuda, contribuciones y estímulo nunca hubiéramos podido escribir este libro.

PREFACIO

Este libro es una colaboración entre Sale, Woody y Casey Johnson, una familia que convive con la diabetes Tipo-I todos los días, y la escritora e investigadora Susan Kleinman. Pero dado que mucha de la información está basada en las experiencias de Woody y Sale y deseábamos captar realmente cómo es la experiencia de ocuparse de la diabetes de un niño, hemos escogido escribir los primeros capítulos en sus propias voces en primera persona, utilizando sus nombres propios solamente cuando ha sido necesario para evitar confusiones.

Algunos de los otros padres que entrevistamos solicitaron el anonimato. Para respetar sus deseos, los hemos identificado sólo como "una de las madres con las que hablamos," u "otra de las madres que entrevistamos," pero hemos utilizado los nombres de los padres que nos concedieron su permiso para así hacerlo.

Por último, y más importante, en tanto nos hemos encargado minuciosamente de que la información proporcionada en este libro sea lo más precisa posible, está diseñado para ser informativo sobre todo, y no para reemplazar o desestimar los consejos de un médico competente especializado. La diabetes es una enfermedad complicada que requiere tratamiento médico adecuado, y los autores, editores y colaboradores de este libro no podrán ser declarados responsables de las consecuencias de cualquier uso o mal uso de las informaciones contenidas en el mismo.

CONTENIDO

PRÓLOGO

Por Julio V. Santiago
Profesor de Pediatría y Medicina
Hospital de Niños de St. Louis afiliado a la Escuela de Medicina
de la Universidad de Washington, St. Louis, Missouri

Este libro cuenta la historia de la diabetes desde el punto de vista de una familia que ha vivido con la enfermedad por varios años. Si su niño ha sido diagnosticado con diabetes tipo I, la historia de los Johnson le será muy familiar. Aunque cada historia sea diferente, la de un niño con diabetes comienza siempre de la misma manera: un diagnóstico alarmante es seguido de una impactante hospitalización, y luego un eufórico período de "luna de miel" en el cual la diabetes parece haber desaparecido por completo. Cada familia escribe los capítulos que siguen de diferente manera: así como la familia se ajusta al hecho de que la diabetes es una enfermedad crónica sin cura, la ayuda y el apoyo tanto de miembros del círculo familiar como de afuera—expertos profesionales—puede significar una gran diferencia en la forma que la diabetes afecte la vida familiar.

Casey, Sale y Woody Johnson son un vibrante ejemplo de una familia que busca a otras familias para ayudarlas, apoyarlas y animarlas. Como usted verá cuando lea esta nueva versión de *"Conviviendo con la diabetes de su hijo,"* hay mucho para alegrarse: los médicos e investigadores científicos están más cerca que nunca de encontrar una cura para la diabetes, y los avances en el cuidado diario de los pacientes y la calidad de vida han mejorado marcadamente aún en los pocos años desde que este libro fue impreso por vez primera.

Pero el futuro de la investigación sobre la diabetes no está solamente en manos de los expertos médicos. Si una cura ha de ser descubierta, nosotros debemos tener la ayuda, participación y apoyo de aquellos que son los más afectados por la diabetes. Las familias, y los mismos pacientes—Usted—deben pedir que los fondos y recursos humanos necesarios para encontrar una cura se hagan accesibles para apoyar las investigaciones futuras sobre la diabetes. ¡Participe! Hágales saber a los representantes de su gobierno que aquellos responsables de diseñar y asignar presupuesto para la cobertura médica deben brindar el cuidado médico más moderno a los niños diabéticos.

Yo creo que es especialmente importante que las familias en las comunidades de habla hispana les hagan saber también a los políticos y líderes comunitarios lo importante que el tratamiento de la diabetes es para nosotros: las familias de habla hispana en Norteamérica nos vemos de una u otra manera afectadas por la diabetes tres veces más que los caucásicos que no tienen ascendencia hispana.

Hasta ahora, no existía una guía práctica de recursos sobre la diabetes tipo I para las familias de habla hispana en los Estados Unidos (EE.UU.). *Conviviendo con la diabetes de su hijo* ha sido traducido para llenar esa laguna y darle a usted la información, el ánimo y apoyo tan necesarios para lidiar con la enfermedad de un niño.

El primer paso para adaptarse a la diabetes de un miembro de la familia es informarse; este libro le ayudará precisamente a eso.

El segundo paso—y el reto permanente—es mantenerse involucrado y optimista. Sale, Casey y Woody Johnson son verdaderos modelos de optimismo y apoyo continuo. Espero que junto a ellos, un día podamos escribir el último capítulo de todos los libros sobre diabetes—el capítulo que anuncie la cura.

INTRODUCCIÓN

Es lo que se ve en las telenovelas: un niño aparentemente sano va a un chequeo médico de rutina y el doctor descubre diabetes. Pero no es la televisión, es la vida real—su vida—y la vida de su querido hijo. No existen soluciones inmediatas, ni milagros de mini-series; simplemente dolor y ansiedad y a veces hasta una completa desesperación. ¿Por qué usted? ¿Por qué su hijo? ¿De qué forma se puede superar esto?

Estas son algunas de las preguntas que nos hicimos nosotros mismos cuando descubrimos que nuestra hija Casey, quien entonces contaba con ocho años de edad, tenía diabetes insulino-dependiente. Aún hoy, todavía podemos recordar como nos sentíamos en aquellos primeros días tras el diagnóstico: nos sentíamos asustados, enfadados, y solos. Si usted ha escogido leer este libro, posiblemente sea porque también se está sintiendo de ese modo. Tal vez acaba de saber de la enfermedad de su hijo o hija. O tal vez se las está viendo difíciles para sobrellevar el desafío de criar a un niño diabético.

Sea cual sea su situación, y no importa cuán solo se sienta en este momento, usted no está solo. En los seis años desde que descubrimos la enfermedad de Casey, hemos aprendido mucho sobre la diabetes y sobre la insulina, y sobre el oficio del médico. Pero lo más importante que hemos aprendido es que no estamos solos. No solamente estamos los dos juntos en esto, sino con millones de otras familias que se están enfrentando a la diabetes. Tal vez no tengamos aficiones, zonas horarias o creencias religiosas en común. Tal vez no nos conozcamos personalmente. Pero lo que sí compartimos con todos los padres que están criando un hijo diabético es el deseo de mantener a nuestros hijos sanos, felices y bien adaptados. Lo que nos gustaría compartir con usted son algunos de los datos y estrategias que hemos aprendido y que nos han facilitado el poder realizar ese deseo.

En estos momentos el ocuparnos de la diabetes de Casey nos parece natural y también lo es para ella. No nos encanta la idea de que nuestra hija tenga diabetes, pero como la amamos, hemos tenido que aceptar su diabetes como parte de nuestras vidas. Hemos intentado que no sea tan sólo un factor en nuestras vidas sino un factor motivante en ellas, a través de nuestra participación en la Fundación para la Diabetes Juvenil. (Juvenile Diabetes Foundation, o J.D.F. en los EE.UU.). (¡No hay nada que mueva más que el estar preocupado por la salud y la vida de un hijo!) . Como padres de una persona diabética, decidimos desde el inicio que haríamos lo que pudiéramos para ayudar a encontrar una cura. Buscamos organizaciones dedicadas a ayudar a pacientes diabéticos, y durante un tiempo incluso consideramos empezar nuestra propia organización. Pero entonces supimos que ya existía una organización que estaba trabajando para lograr el único remedio real para la diabetes: un cura definitiva.

La Fundación para la Diabetes Juvenil (J.D.F.) cada año invierte más que cualquier otra organización para encontrar esa cura que aún nos elude. El sistema único de detección de la Fundación para la Diabetes Juvenil permite a ésta encontrar y financiar proyectos de investigación elaborados por las mentes más brillantes que trabajan en ese campo hoy en día y, cada vez más, en otros campos que puedan arrojar luz sobre las causas y cura de la diabetes.

Este es el momento de encontrar esa cura, en esta década, en este siglo de oro de la ciencia. Hemos podido leer que hoy en día hay más científicos vivos que en toda la historia de la humanidad. Nosotros sabíamos que había más abogados vivos hoy que en toda la historia de la humanidad junta, pero este dato acerca de los científicos simplemente nos dejó asombrados. Pero es cierto. El conocimiento médico hoy en día está expandiéndose a pasos agigantados, y tenemos confianza de que en un día cercano habrá una cura para la diabetes.

Entretanto, estamos decididos a ayudar a Casey a tener una vida lo más normal posible. No es tarea fácil, pero puede serlo un poco más—y de hecho nos ha resultado más fácil en estos últimos seis años—si se sabe que hay otros padres en el mundo (y expertos también) que están deseosos de compartir sus experiencias, sus conocimientos y su dedicación. Por ello hemos escrito *Conviviendo con la diabetes de su hijo*. Sabiendo de primera mano cuan sobrecogedora puede ser la diabetes en un niño, queríamos compartir algunas de nuestras propias experiencias y las de otras familias, para hacerle saber que usted no está solo.

Aunque sabemos lo importante que puede ser el apoyo moral, también sabemos que por simple empatía no se encuentra un especialista, ni se comprenden complicados formularios médicos, ni se coordina el esquema dietético de su hijo con el de la profesora de matemáticas de quinto grado. Por ello, y sacando conclusiones de las lecciones que hemos aprendido a base de pruebas, y a través de los consejos de docenas de padres, hijos, doctores, psicólogos, maestros y expertos en varios campos, hemos intentado ofrecer una guía accesible y utilizable para controlar la diabetes de su hijo— organizada, práctica y emocionalmente.

En el transcurso de las entrevistas que hemos mantenido, pudimos oír una y otra vez que no existe una única manera de tratar el desafío de la enfermedad de un niño, pero que hay maneras *mejores*—formas que pueden ayudar a minimizar la tensión—las tensiones, maximizar el optimismo y a mantener a su familia funcionando lo mejor posible.

Encontramos que la gente estaba ansiosa de compartir sus historias con nosotros—historias de éxitos y fracasos, historias tristes e historias que transmiten su mensaje y tiene su moraleja. Algunas de las historias en *Conviviendo con la diabetes de su hijo* eran comunes a todos los entrevistados, tuvieran sus hijos seis ó dieciséis años: el primer shock de insulina era invariablemente impresionante tanto en bebés como en jóvenes adolescentes, e invariablemente deja a los padres un tanto ansiosos y extenuados. Observar a un niño amado atravesar cambios corporales rápidos y poco familiares es espantoso para cualquiera.

Otras historias y experiencias íntimas fueron tan especiales como las personas que las compartieron con nosotros. Oímos lo que puede suceder cuando un ex-esposo vengativo cancela el seguro de enfermedad del niño, y sobre la sensación de triunfo que siente un niño cuando es elegido como consejero para niños con diabetes en un campamento de verano debido a su actitud positiva. Oímos historias tristes, cómicas, instructivas e historias que nos hicieron sentir como si conociéramos personalmente a las personas que nos las contaron, a pesar de que nunca las habíamos conocido.

Después nos pusimos a recordar algunas de nuestras propias historias. Estos últimos seis años nos han enseñado mucho sobre uno mismo y sobre los demás, y nos han forzado a desarrollar una buena cantidad de trucos y mecanismos para sobrellevarlo que nos pareció podrían serle útiles a usted.

El más importante de todos: *escuche* a su hijo. Criar a un niño diabético—o a cualquier—niño no es una calle de dirección única con reglas de libro de texto, sino que es un proceso continuo que va cambiando a medida que el niño y la situación cambien. Solamente su hija puede decirle como se siente hoy; ella es la única que puede hacerle saber si existe algún problema con un maestro o compañero de clase. Es por ello, que el primer capítulo de este libro está escrito desde el punto de vista de Casey. Esperamos que su narración de como es *ser* un niño diabético les sea útil a usted y su familia cuando tengan que experimentar y procesar el laberinto de emociones, sentido práctico y desafíos que conforman esa parte no contada del diagnóstico de su hijo. Esperamos que mientras lee *Conviviendo con la diabetes du su hijo*, pueda no sólo tener más conciencia de lo que significa criar a un niño diabético, sino también tener más confianza en su habilidad para llevarlo a cabo, puesto que la confianza es precisamente clave para controlar la diabetes.

Así que esperamos nos crea cuando le decimos que los datos que hoy por hoy le parecen tan confusos, le parecerán más claros—y familiares—en muy poco tiempo. Esperamos que nos crea cuando le decimos que, a pesar de que la ansiedad que sintió cuando oyó el diagnóstico de su hijo por vez primera no desaparece nunca completamente, se irá reduciendo hasta que un buen día se despierte y se dé cuenta de que está viviendo una vida mucho más normal de lo que había imaginado al principio. Por favor crea— como creemos nosotros—que existe una cura para la diabetes. Si todos nosotros trabajamos juntos por nuestros hijos, juntos encontraremos la cura.

Conviviendo con la diabetes de su hijo

(Managing Your Child's Diabetes)

1
La historia de Casey

A decir verdad, ser diabética no resultó ser tan horrible como había pensado. Al principio yo estaba sencillamente aterrorizada.

Había ido aquella mañana al médico para unas pruebas, y me pidió que volviera después del colegio. Aquella tarde mi madre y yo entramos en su oficina y él nos dijo: "Llamen a casa y pidan que alguien empaque un bolso y que lo traiga al hospital." Yo no entendía lo que pasaba, ni por qué, pero iba todo tan de prisa que no había ni siquiera tiempo de hacer preguntas.

Llegué al hospital y las enfermeras me comenzaron a sacar sangre y a hablar de esa enfermedad llamada diabetes. ¡Yo nunca antes había oído nada de la diabetes, y encima era el tipo de niña que se desmaya sólo de ver un poco de sangre, así que se pueden imaginar el susto que tenía!

Lo que más recuerdo de mi estancia en el hospital es que los médicos me tenían despierta toda la noche explicándome cosas. Ya sé que mis padres piensan que esto era genial y además muy útil, pero a mí lo que me parecía es que no conseguía dormir, y estaba asustada porque no tenía ni idea de lo que estaba pasando. Fue tan sólo después de volver a casa, cuando tuve tiempo de aclararme la cabeza, que comencé a comprender. Cuando averiguas que tienes diabetes, quieres tener gente alrededor para levantarte el ánimo, pero también necesitas que te dejen sola un poquito para dejar que te entre toda la información nueva y angustiosa.

Una vez que comprendí qué es la diabetes, comencé a sentir mucha lástima de mí misma. Pero ahora sé que, si bien la auto-compasión es normal, no te deja seguir adelante con tu vida. Así que si usted o su hijo acaban de enterarse de que tiene diabetes, intenten no sentir lástima de sí mismos. (En los días en que sí comienzo a sentir compasión de mí misma, trato de acordarme de todas las cosas que tengo que tantos niños no tienen—incluso los niños sanos. Yo tengo una familia formidable y amigos realmente geniales, y cuando pienso la suerte que tengo en otras áreas, entonces me doy cuenta de que no tengo que sentir lástima de mí misma.)

Una de las cosas que al principio me ayudaron a salir de mi estado de ánimo fue conocer a muchas personas que tenían diabetes y que seguían manteniendo una vida muy activa. Una de ellas era una chica de quince años que compite en carreras de caballos. Eso me entusiasmó mucho pues me hizo darme cuenta de que yo todavía podía hacer cosas activas. Si su hijo o hija tiene diabetes, intente hacerle conocer a otras personas que tengan las mismas aficiones y que las hayan continuado practicando aún con la diabetes. ¡Esto ayudará a que su hijo o hija se entusiasme también!

Lo cómico es que ahora que ya me he acostumbrado a la diabetes y que sé que aun puedo llevar una vida bastante normal, ya no me gusta jugar con otros chicos diabéticos. Todo lo que quieren hacer—aunque sean los chicos más simpáticos del mundo con los que yo sería la mejor amiga en otras circunstancias—es hablar sobre la diabetes. Una vez una amiga mía con diabetes se quedó en mi casa durante un fin de semana y todo lo que quería hacer era hablar de eso, y me hizo sentir horrible. Pensaba "¿Por qué no puedo ser una chica normal, que no tenga que hablar sobre las enfermedades?" Con los amigos que frecuento normalmente, hablamos de las cosas usuales para los de catorce años, y esto me hace sentir que soy como los demás. Otra vez, tuve un instructor de esquí que tenía diabetes. Era un instructor genial, pero en la mitad de la montaña me paraba y me decía, "Ven, vamos a hacer una prueba de la sangre." ¡Me volvía loca!

Pero cuando su hijo o hija se sienta mejor para hablar de su diabetes, usted debe respetar esto, también. Debe escuchar lo que su hijo o hija le está diciendo sobre lo que siente. La cuestión es que aunque la diabetes ahora sea una parte muy grande en la vida de su hijo o hija, no cambia realmente cómo es por dentro, y tampoco quiere decir que vaya a ser exactamente igual que otros chicos con diabetes. Por eso creo que la mejor forma de comportarse los padres para con su hijo con diabetes es tratar de ponerse en el lugar de su hijo, e imaginarse por lo que debe estar pasando. No lo que *usted* sentiría si tuviera diabetes, sino lo que su hijo—con su propia personalidad—debe estar sintiendo.

También recuerde que las cosas no van a ser siempre lo mismo que cuando se enteró de la diabetes por primera vez. Muy pronto se acostumbrará usted a tener un hijo con diabetes, pero a todos les asusta y les resulta un poco extraño al principio.

Cuando volvimos a casa después de una semana en el hospital, todos me trataban un poco diferente. Había mucha gente en la casa y todos me miraban fijamente cuando llegué a casa. Al principio tenía miedo de que me trataran diferente para el resto de mi vida y realmente no quería esto.

Ahora, mi familia me trata bastante igual que a mis otras dos hermanas, pero mis profesores aun me tratan diferente. Por ejemplo, si saco una "C" en las pruebas (¡aunque intento que no suceda!) , me dicen: "Buen Trabajo," porque saben que tengo un montón de otras presiones por la diabetes. Me gusta sentirme apoyada, pero también sé que como muchas otras personas están dispuestas a ser blandas conmigo a causa de mi diabetes, depende de mí tener mis propios límites de exigencia altos. Depende de mí saber que si saco una "C" no está bien para mí, aparte de lo buenos que mis profesores estén tratando de ser conmigo.

La parte difícil de tener diabetes es que cuando llego tarde al colegio o me salto la gimnasia, me pregunto si la gente imagina que estoy usando la diabetes como excusa. Pero esa no es la parte más dura. Para mí, la peor parte de tener diabetes es cuando me estoy divirtiendo mucho con mis amigos y tengo que levantarme e irme a dar una inyección o a hacerme la prueba de la sangre. Pero cuando lo dejo así, puedo tener un cambio de ánimo, ¡y eso sí que es aún peor!

Cuando el azúcar en la sangre está demasiado alto, puedes tener un cambio rápido en el estado de ánimo, y cuando se vuelve demasiado bajo también puedes tener un cambio rápido de estado de ánimo. Cuando está demasiado bajo, como quieres ignorar que estás teniendo un problema de bajo azúcar en la sangre comienzas a hablar mucho y te pones realmente muy borde y la gente se enfada contigo, entonces explotas. Si el azúcar en tu sangre sube demasiado, te pones muy excitado y entonces también explotas otra vez. Afortunadamente, he tenido muy pocos cambios de estado de ánimo en el colegio. Trato mucho más de controlarme allí porque sé que si continúo explotando, no tendré muchos amigos. En casa es mucho más normal, y es más fácil para mí dejarme llevar por un cambio repentino de estado de ánimo sin controlarlo ni preocuparme por él. Yo no sé por qué niego la reacción; sería más lógico ir y tomar un zumo para sentirme mejor, pero creo que en el fondo es porque no quiero aceptar que tengo diabetes, y la sensación de baja en azúcar es simplemente un recordatorio de que soy diferente.

Otra cosa que odio es tener que usar mi brazalete de información médica, y me lo quito en cuanto llego a casa, porque me vuelve loca. Sé que si dependiera de mí, me lo pondría porque sé que me puede ayudar mucho en caso de emergencia. Pero la obligación de tener que llevarlo puesto, hace que no lo quiera. ¡Esto es psicología al revés para usted!

Esa es la cuestión de la diabetes: se siente mucho mejor cuando una misma tiene la situación bajo control y no te tienen que estar diciendo lo que hacer todo el tiempo. Por ejemplo, cuando pude comenzar a ponerme mis propias inyecciones hace unos años, me ayudó a sentirme mayor. Ya no era tan dependiente de mi madre, y esto me ayudó a sentir que estaba más en control. Al principio, ponerme inyecciones a mí misma me daba cosa, pero también me ayudaba a sentir que tenía más control—y mis padres comprenden muy bien que me gusta sentirme en control de la situación, y son muy buenos para darme el espacio para ser más y más independiente.

Hay otras cosas que usted puede hacer también para hacer las cosas más fáciles para su niño con diabetes:

1. Cuando sepa de la diabetes, no se hunda en presencia de su hija. Es muy duro para una chica ver a sus padres llorando, especialmente si sentimos que es por nuestra culpa. Por supuesto que es normal que usted esté triste y asustado si su hija tiene diabetes (¡si no lo estuviera, su hija pensaría que no la quiere!) pero si realmente se desmorona delante de su hija, ella va a sentir que es su culpa por hacerle sentir tan mal, o incluso puede sentir que usted se avergüenza de su diabetes. Así que intente guardar las reacciones peores para cuando no esté con ella. (Mis padres hablaban y lloraban después de que yo me durmiera.)

2. No avergüence a su hija delante de sus amigos o profesores, o de *sus propios* amigos y familiares. Odio cuando mis padres cuentan a otros de mi diabetes delante mío. No me molesta contarle a la gente yo misma, pero cuando mis padres lo hacen estando yo delante (como si estuvieran dando instrucciones a los padres de algún amigo antes de que yo fuera a visitarlos) me hace sentir sobre-protegida.

3. Intente encontrar un equilibrio entre ignorar y darle la lata a su hija. Cuando mi madre me da la lata con que me pruebe la sangre o me ponga dé una inyección, le digo: ¡"Déjame en paz!" pero después, cuando me deja sola, me pregunto: "¿Y si ya no me quiere más?" Por supuesto que sé que me quiere, y también sé que mis padres están intentando enseñarme a ser independiente y a estar en control.

Creo que ésa es la cosa más importante que tiene usted que saber si su hija tiene diabetes: Sí, ella necesita su apoyo. Y si es joven, necesita su ayuda, también. Pero a nosotros, los chicos con diabetes, nos gusta sentir como que podemos cuidarnos solos...como que *nosotros* podemos controlar nuestra enfermedad.

¡Cada diabético puede hacer muchas cosas para controlar su diabetes! Yo sé que si hago ejercicio y sigo las instrucciones de mi médico sobre la comida y las inyecciones, y si compruebo mi nivel de glucosa en la sangre cuando debo y trabajo duro para mantenerlo controlado, yo puedo realmente ejercer una gran diferencia sobre mi salud—¡y sobre mi vida! Saber esto hace que la diabetes asuste mucho menos.

Entonces recuerde que las cosas no van a asustarles siempre a usted y su hija como la primera vez que oye de la diabetes, y créalo o no, algunas cosas buenas pueden resultar de la diabetes. Por ejemplo, definitivamente estoy mucho más cerca de mis padres desde que tengo diabetes, porque tuve que pasar mucho tiempo con ellos por mis inyecciones. Aunque a veces los vuelva locos con mis cambios repentinos de humor, realmente hemos aprendido a tener confianza entre nosotros y a trabajar juntos en equipo, experiencia que muchas familias no tienen nunca.

También, recuerde que las cosas están mejorando más y más para los diabéticos: las insulinas mejoran cada día, los médicos están aprendiendo más sobre por qué la gente tiene diabetes y como controlarla, y científicos brillantes cómo mi tío Alan están trabajando muy duro para encontrar una cura. Cuando se sienta deprimido, intente pensar en esto. Intente recordar que su hija y usted trabajan juntos para controlar la diabetes, su vida puede ser bastante normal...¡y tan divertida como la de los demás!

Ahora que soy adolescente y más independiente, me doy cuenta de que la diabetes juega una parte mucho más pequeña en mi vida. He decidido no estar tan metida en buscar fondos últimamente y pasar más tiempo con chicos de mi edad que no tienen diabetes pero que tienen muchas otras cosas en común conmigo. Es bueno saber que existen organizaciones de apoyo como la JDF en el mundo para ofrecer ayuda y actividades cuando las quieras, pero yo realmente he aprendido que lo mejor para mí es tratar de hacer que la diabetes sea una parte lo más insignificante posible en mi vida.

Creo que parte de las razones por las cuales ahora estoy menos centrada en la diabetes es que cada vez se me hace más fácil cuidarme a mí misma. Los análisis de glucosa en la sangre y las inyecciones son algo que hago ahora automáticamente, como levantarme y lavarme los dientes. Admito que no siempre me cuido tan bien como debiera, y no estoy muy segura de por qué esto es así (¡excepto por el hecho de que en ninguna parte se encuentren muchos chicos de catorce años que hagan lo que se supone que deben hacer!).

Supongo que a todos nos lleva un tiempo llegar a un equilibrio adecuado: quieres aprender sobre la diabetes y cuidarte, pero también te sientes como los otros chicos y quieres llevar una vida normal. Estoy intentando encontrar ese equilibrio a medida que crezco. Probablemente voy a cometer errores en ese proceso de ensayar diferentes maneras de manejar mi diabetes—o de no manejarla, ¡porque muchas veces lo único que quiero es ignorarla! Pero la cosa más importante que he decidido es que tengo el derecho de probar diferentes formas de sobrellevar la diabetes y ver qué es lo que resulta mejor para mí.

Ese es también mi deseo para otros chicos con diabetes: saber qué tienen a su alcance, en términos de sistemas de apoyo e información médica. Pero cuando se trata de tomar decisiones acerca de cuánto meterse en organizaciones o si el programa al que tu médico quiere cambiarte es mejor que el que estás siguiendo ahora, PIENSA POR TI MISMO, aunque aún no seas suficientemente mayor para tomar la resolución definitiva. Eres tú quien tiene que convivir con la diabetes. Y *tú* eres quien tiene que encontrar una forma que interfiera lo menos posible con las cosas que tú quieres conseguir en la vida.

Recuerda: el truco está en controlar tu diabetes, y ¡no dejar que la diabetes te controle a ti!

2
El diagnóstico
y la hospitalización

Tal vez usted tenía idea de que algo andaba mal antes de que su hija fuera diagnosticada. Tal vez la llevó al médico debido a una repentina pérdida de peso. Tal vez haya llamado al pediatra para preguntarle por qué repentinamente su hijo de nueve años mojaba la cama cada noche. La mayoría de los padres que entrevistamos llevaron a su hijo al médico porque tenía excesiva sed u orinaba demasiado. Tal vez incluso haya sospechado que era diabetes. ¡"Le seguía diciendo al pediatra que Justin tenía diabetes y él pensaba que estaba loca!," dijo una madre que entrevistamos. O tal vez le haya tomado completamente por sorpresa, como a nosotros.

En la primavera de 1988 estábamos de vacaciones en Florida. Paramos a visitar al Dr. Edward Saltzman, un amigo nuestro que es pediatra. Nos ofreció examinar a nuestras tres hijas porque todas tenían varicela (¡qué vacaciones!). El Dr. "Eddie" les hizo un examen completo a cada una, Daisy, Jaime y Casey, incluyendo pruebas de sangre y orina, y nos informó que teníamos tres sanas y espléndidas...con varicela.

Unas semanas más tarde, teníamos que llenar unos formularios escolares. Llevamos a las tres niñas a su pediatra, el Dr. Edward Davies, en Nueva York. Cuando dejamos su consulta la enfermera nos dijo: "¡Felicitaciones! ¡Tenéis tres hijas sanas!" Pero en los diez minutos que nos tomó llegar a casa, la enfermera ya había llamado. Nos pidió que lleváramos a Casey de vuelta para un segundo examen de orina.

Tal como lo recuerda Sale, "Pensé 'Ah, tal vez tenga una infección urinaria o algo así'. Así que llevamos la muestra de orina de Casey a la mañana siguiente, y esperamos...hasta que el camarero vino a interrumpirme en medio de una comida de negocios para decirme que tenía una llamada importante. Era el Dr. Davies que llamaba para decirme que tenía que llevar a Casey de vuelta a su consulta después del colegio. Cuando llegamos allí, el médico analizó su orina una vez más y nos dio las malas noticias: pensaba que nuestra hija tenía diabetes."

Estábamos profundamente asombrados. ¿Acaso Casey no acababa de hacerse un examen de sangre en Florida? ¿Acaso no nos había dicho el médico "Eddie" que ella estaba perfectamente sana? ¿Cómo podían cambiar tan rápido las cosas?

Inmediatamente llamamos por teléfono a los hermanos de Sale. Uno de ellos, el Dr. Alan Frey, tiene un Ph.D. en biología molecular y el otro, el Dr. Jim Frey, es neurólogo. Pensamos que si había alguien que pudiera explicarnos lo que sucedía, serían ellos.

Jim nos dijo que los resultados de las pruebas de orina querían decir una de éstas dos cosas: enfermedad de los riñones ó diabetes —y ninguna de ellas es nada bueno. Alan nos dijo que hiciéramos la prueba otra vez, cosa que hicimos. Como en el caso de tantos padres que oyen que sus hijos pueden estar enfermos, nos gustó la idea de una nueva prueba. Esperábamos que demostraría que se había cometido un terrible error, y que Casey era tan sana como cualquier otra niña pequeña de su edad.

Afortunadamente el examen del Dr. Saltzman había sido muy completo. Había examinado su orina y no había encontrado nada anormal en sus resultados. Así pudimos saber que cuando la diabetes fue diagnosticada Casey la había desarrollado muy recientemente. Y al final, la rapidez con que Casey fue diagnosticada jugó en su favor. En el momento que descubrimos su diabetes por casualidad, había estado enferma menos de seis semanas y su nivel de azúcar en la sangre era de 364. Muchos niños sólo son diagnosticados cuando ya han estado enfermos suficiente tiempo para comenzar a sentirse y verse enfermos, y su nivel de azúcar en la sangre está mucho más alto de lo que estaba el de

Casey. Pero como no habíamos reconocido ninguno de los síntomas de la enfermedad, el diagnóstico de Casey era aún más difícil de creer para nosotros. (Por supuesto que los síntomas estaban allí: tener sed y orinar excesivamente, falta de peso.)

Pero el Dr. Davies dijo: "Estamos malgastando el tiempo. Casey necesita ir al hospital." Nuestros corazones comenzaron a latir más fuerte. Nuestras mentes comenzaron a dar vueltas. Un día los médicos nos están diciendo que tenemos unas niñas maravillosamente sanas, y al día siguiente nos dicen que nuestra hija tiene una enfermedad que amenaza su vida. Si usted mismo ya ha pasado por esto, entonces conoce cuánto asusta y desconcierta esta experiencia. Cuando el médico nos dijo que no teníamos tiempo ni siquiera de ir a casa y poner algunas de las pertenencias de Casey en una maleta, supimos que se trataba de un asunto muy grave.

Los días siguientes se fueron en un abrir y cerrar de ojos. Además de la tensión de saber que nuestra hija era diabética, tuvimos que aguantar una masa enciclopédica de información médica. Los médicos hablaban no sólo en términos médicos, sino en complicada jerga bioquímica. Justo el tipo de jerga que es imposible de comprender cuando uno está tan asustado como estábamos nosotros. Nuestros amigos nos llamaban y decían: "¿Bueno, qué está pasando?" y no sabíamos cómo responder. No estábamos seguros nosotros mismos de qué estaba pasando.

Mirando todo esto retrospectivamente ahora, sabemos que nuestra gran confusión es típica. Los niveles de tensión estaban en su punto máximo. Los médicos nos inundaban con información—-información que sería complicada incluso en circunstancias normales. Cuando su hijo acaba de ser diagnosticado, la información puede parecer aún más confusa porque uno es incapaz de concentrarse. Uno se siente realmente impotente a pesar de estar rodeado de personas que lo están ayudando, y uno se preocupa de no estar comprendiendo información importante. Esto puede ponerlo aún más nervioso, lo que es aún peor.

Sale lo recuerda de esta manera: "Al tercer día de estancia de Casey en el hospital, nos sentíamos realmente cada vez más preocupados porque los médicos nos habían hablado sin parar y nosotros habíamos comprendido muy poco de todo lo que nos estaban diciendo. Así que llamé a Paula Liguori, la enfermera educadora que forma parte del equipo de nuestro médico y le dije: 'No comprendo nada de esto y alguien tiene que explicármelo en términos no-médicos'. En cuanto hube expresado todas mis frustraciones, comencé a llorar. Y ya conocéis la vieja canción del niño, 'Está bien llorar; llorar permite al dolor salir más rápido'. Bueno, pues es verdad. Me sentí tan bien cuando hube llorado realmente, que me relajé y comencé a comprender lo que el personal médico me estaba diciendo."

Así que si su hijo acaba de ser diagnosticado y usted se está aguantando las lágrimas, déjelas salir. Llorar no sólo le hará sentirse mejor al distenderse, sino que también le ayudará a aclarar la cabeza para poder comprender la complicada información que está recibiendo. Dejar "que el dolor salga" puede ayudarlo a dejar que la información entre.

Debe creernos que habrá *mucha* información. Durante esos primeros días y semanas, estará inundado de hechos, cifras y datos científicos. Puede que encuentre difícil repasarlos y saber el orden de prioridades para concentrarse en lo que necesita saber primero. De hecho, muchas familias cuando se están preparando para dejar el hospital—incluyendo la nuestra—encuentran que se enfrentan al mismo pánico que los acompañará en su camino de regreso a casa con un recién nacido. No hay forma de eliminar estos nervios completamente, pero es posible minimizarlos si se toman las precauciones de pasar la mayoría de su tiempo en el hospital con el médico o la enfermera educadora desarrollando un plan básico de manejo del problema, con los siguientes pasos:

Recuperación: Por supuesto que va a querer que su hija esté lo más sana posible, lo más pronto posible, para poder sacarla del hospital y estar de vuelta a casa. Para ello, los médicos estarán experimentando con los niveles de insulina para llevar la glucosa a niveles cercanos a la normalidad, y con una dieta que resulte la mejor para la forma en que su hija metaboliza la comida. La afinación de este proceso continuará cuando vuelva a su casa y a lo largo de la vida de la niña. Pero por el momento, los médicos estarán trabajando duro para llegar a que su niña tenga niveles aceptables de glucosa.

Prevención: Su médico o enfermera educadora pasará tiempo con usted repasando los síntomas de alto y bajo nivel de azúcar en la sangre, y le enseñará como evitar estos dos riesgos. Aprenderá cómo controlar los niveles de glucosa, cómo detectar una reacción inminente, y cómo ponerle las inyecciones a su niña. (Naturalmente que el grado de participación del niño en estos procedimientos variará según su edad.)

Debe cerciorarse que también todos los que son responsables del cuidado de su niño aprendan las cosas básicas. Justo después de que Casey fuera dada de alta del hospital, pedimos a la enfermera educadora, Paula Liguori, que viniera y diera una charla para la gente de casa y algunos otros miembros de la familia. Todos nos hicimos la prueba de sangre en el dedo y nos pusimos inyecciones unos a otros, y Paula le explicó a la chica que cuidaba de los niños y a la criada acerca de los ejercicios y la comida, pues en el caso de que nosotros no estuviéramos allí, Casey todavía estaría en buenas manos.

Si usted no puede organizar una sesión profesional en su casa, entonces puede instruir a los miembros de la casa usted mismo. La persona que cuide de los niños y sus familiares cercanos, deberían todos desarrollar la capacidad y la confianza para poder supervisar la rutina de control de la diabetes de su niño si usted no está disponible.

Es importante que las personas a su alrededor aprendan sobre la diabetes no solamente por razones prácticas (en caso de que en su ausencia su niño tenga una reacción a la insulina , por ejemplo), sino también para que se sientan cómodos con su hijo y lo traten lo más normalmente posible.

Rápida intervención: Su médico y educador de diabetes trabajarán conjuntamente con usted para estar seguros de que tiene claro lo que hay que hacer si, aún con todas las medidas preventivas, sobreviene una crisis. ¿Sabe usted cómo manejar una reacción a la glucosa? ¿Cómo inyectar glucagon? ¿Cómo dar con su médico en caso de una emergencia? Su médico repasará todo esto con usted, y nosotros lo veremos dentro de algunos capítulos. No espere a una crisis para hacerle sus preguntas al médico. Hágalas ahora. Finalmente, necesitará saber cómo utilizar los "instrumentos de este negocio" de forma efectiva. Los médicos lo enviarán a casa lleno de jeringas y monitores de glucosa, pero no le servirán para nada si no tiene los conocimientos y la confianza para utilizarlos. Muy pocos de nosotros nos sentimos cómodos con agujas al principio. Pero, en poco tiempo, usted y su niño se sentirán suficientemente cómodos con las jeringas para utilizarlas adecuadamente en casa. ¿Cómo llegar a ese nivel de confianza? De la misma forma que se convierte usted en un gran profesional o artista: ¡práctica, práctica y más práctica!

Practicamos mucho nosotros mismos durante esos primeros días en el hospital. Nos pusimos inyecciones mutuamente con soluciones salinas para acostumbrarnos a ponerlas y para averiguar cómo las sentiría Casey. Todos nos turnamos para probarnos la sangre hasta que el procedimiento nos pareció natural. "Me llevó un par de días nada más poder tener la sangre fría para probarme la sangre de mi propio dedo," recuerda Sale. "Me sentaba y apoyaba la aguja en el dedo, esperando tener el coraje para pincharme a mi misma." La misma Casey nunca tuvo un problema con esta prueba—y podemos sacar una lección de ello: los chicos no han tenido aún tanto tiempo para desarrollar miedo a los médicos y a las agujas como los adultos, por lo tanto, frecuentemente toman con más calma los pinchazos y las inyecciones que nosotros. Tenga cuidado de no poner nervioso a un chico que es calmado, por causa de una inyección, ¡porque le asuste a *usted*!

Nuestra médico y la enfermera educadora nos mostraron todos estos procedimientos. Dirigidos por Fredda Ginsberg-Fellner, M.D., quien aun es la médico de Casey, se quedaban con nosotros hasta las 10:30 de la noche, cada noche, enseñándonos cómo cuidar a Casey.

Describiendo esos primeros días ahora, nos damos cuenta de que tuvieron un cierto aire de "Alicia en el país de las Maravillas."

Acabábamos de toparnos con este extraño mundo nuevo del control de la diabetes, y estábamos pasando tanto tiempo tratando de adaptarnos y lograr un final feliz.

Como están experimentando tantas cosas nuevas, usted y su familia tendrán probablemente diferentes reacciones a lo que está pasando. Por ejemplo, recordando los detalles de la internación de Casey en el hospital para ponerlos en este libro, pudimos descubrir que los mismos médicos que están grabados en nuestros corazones por haber ayudado a Casey en sus crisis médicas, están grabados en la memoria de *ella* como "los tíos que se pasaban la noche despertándome y molestándome."

Recuerde que al mismo tiempo que está aprendiendo a sobrellevar sus propias reacciones al diagnóstico, su chico está él mismo atravesando por una serie de diferentes sentimientos—sentimientos que pueden resultarle duros de aclarar, o incluso duros de comprender totalmente. Si su hijo es suficientemente mayor, puede estimularlo a escribir sus sentimientos en un diario. Ello puede ser una válvula de escape que muchas veces es bien necesaria.

No se sorprenda si su hijo parece regresar a un nivel de madurez anterior al que estaba en ese momento. Es frecuente que los niños en los hospitales se vuelvan más dependientes de sus padres . De hecho, incluso encuentre que *usted* se está volviendo más dependiente de sus padres de lo que ha sido por mucho tiempo. Claro está, usted es un adulto, pero lo cierto es que cuando llegan los problemas, la mayoría de nosotros "queremos ir con mamá."

Recuerde también que la reacción de su hijo al diagnóstico dependerá de su edad y personalidad. Casey tenía ocho años cuando fue diagnosticada, lo suficientemente mayor para comprender lo que pasaba y lo suficientemente joven para ser aún flexible en cuanto a cambiar su estilo de vida. Algunos padres de niños diabéticos nos han contado que lo más difícil del diagnóstico era tener que tratar con un niño demasiado pequeño para comprender lo que estaba pasando, y otros padres de adolescentes se quejaron de que la diabetes los fuerza a una batalla interminable con sus hijos por la dieta y las inyecciones.

Es claro que mientras está intentando sobrellevar las reacciones de su hijo a la noticia de que tiene diabetes, no hay duda de que usted mismo también estará sintiendo toda una serie de emociones complejas. Todos nosotros pasamos por la furia, la culpa, la confusión. Todos llegamos a la desesperación. Tal vez usted piense que es el único padre o la única madre que se hace la pregunta de qué ha hecho para merecer esto. ¡La respuesta, por supuesto, es que usted no ha hecho nada! La diabetes es una enfermedad inevitable, y nada que usted haya hecho o dejado de hacer la ha causado. O tal vez se sienta verdaderamente mal porque piensa que usted debe ser el único padre que se enfada con su hijo por enfermarse, y que después se siente culpable por haberse enfadado de forma tan irracional. Bueno, piénselo dos veces.

"La culpa de que de alguna manera nosotros habíamos transmitido esta enfermedad a nuestra hija era tan insistente, que nos era difícil poder concentrarnos en cualquier otra cosa," dijo una de las madres que entrevistamos. Otra madre, que aún está enfadada después de más de diez años del diagnóstico, escribió: "No puedo creer a esa gente que dice que la diabetes mejoró sus vidas. ¿Es que les gusta preocuparse?"

Pero la mayoría de los padres se acostumbran a las preocupaciones y superan esta sensación común pero irracional de culpa. No podemos hacer suficiente hincapié en lo importante que es el mantenerse optimista. Aunque no lo crea, pronto se habituará a la diabetes de su hijo, y pronto podrá reírse y sonreír nuevamente. De hecho sí existen familias que sienten que la diabetes de un hijo los ha acercado más o ha afinado su forma de apreciar la vida. Pero al inicio, *todo el mundo* se siente decaído. Aunque cada familia y situación es diferente, es curioso lo similares que son las reacciones de los padres cuando se enteran de que su hijo tiene diabetes. Según expertos del Centro Nacional de Información para Niños y Adolescentes Incapacitados en Washington, D.C., existen muchas reacciones comunes a la noticia de que un niño tiene una enfermedad crónica.

Primero, está la negación. Usted escucha las palabras del médico, y piensa: "Debe haber un error." Puede recordar haber leído en los periódicos sobre hospitales donde los laboratorios mezclaron los resultados de las pruebas de sangre de sus pacientes, sobre técnicos que por dejadez no comprobaron nuevamente los resultados. Usted pide entonces que se haga otra vez la prueba, por segunda o tercera vez. (En retrospectiva, nosotros nos preguntamos cuántas nuevas pruebas hubiéramos pedido si nuestro médico no nos hubiera dicho firme y sabiamente que teníamos que llevar a Casey al hospital.)

Entrar en esta realidad puede llevarle varios días, pero por fin usted comenzará a darse cuenta, como lo hicimos nosotros, de que los médicos sí *tienen* razón. Su hijo realmente tiene diabetes.

Entonces viene la furia. Vivíamos preguntándonos: ¿Por qué le tiene que pasar esto a Casey? ¿Por qué a nosotros?

Muchos padres enfrentados con un nuevo diagnóstico sienten amargura y enfado contra la vida, los médicos, contra Dios. Incluso se enfadan con su hijo, aunque saben racionalmente que la diabetes no es su culpa. Esta furia puede a su vez provocar un sentimiento de culpa. Usted sabe que enfadarse con su hijo es irracional, y sin embargo no se puede controlar. ¿Acaso ello lo convierte en una persona horrible? Por supuesto que no.

Puede que usted se esté sintiendo culpable, también, por haberle "transmitido" la diabetes a su hijo, o por no haberla detectado antes. Al principio parece que todos los padres dicen: "Debería haber visto los síntomas antes." Pero no sea tan duro consigo mismo. La mayoría de las personas no reconocerían los síntomas de la diabetes aunque los tuvieran ellos mismos, menos aún si tuvieran que identificarlos en otro. De hecho, el 50 por ciento de la diabetes en los adultos no es tratada porque sus víctimas no se dan cuenta en absoluto de que tienen esta enfermedad.

Antes de que Casey fuera diagnosticada, se comportaba mal durante la cena hasta el punto de tener que decirle que dejara la mesa y se fuera a su habitación, porque no nos parecía justo que fuera maleducada y que perturbara al resto de la familia. Esto ocurrió antes de saber que tenía diabetes. Una vez que hubo sido diagnosticada, nos dimos cuenta de que sus explosiones podían haber estado relacionadas con alteraciones del nivel de azúcar en la sangre, y que ella no podía hacer demasiado para evitarlo. Nos sentimos muy culpables cuando supimos que lo que pasaba es que estaba enferma y que nosotros la habíamos estado castigando por ello. Habíamos estado haciendo lo que pensamos era lo mejor. Afortunadamente esto ocurrió sólo durante unas pocas semanas, pues Casey fue diagnosticada muy rápidamente, pero igual sentimos la culpa.

Muchos padres se sienten culpables porque se imaginan que ellos le "transmitieron" la enfermedad a su hijo. En tanto que la diabetes es algo que se lleva en los genes, no se la "damos" a nuestros hijos del mismo modo como les transmitimos el cabello rubio de la tía Gloria o su hermosa voz que nadie más tiene en la familia. No hay nada que usted hubiera podido hacer o evitar durante el embarazo para eliminar la enfermedad, y no existen precauciones que se hubieran debido tomar para prevenir su aparición.

Es claro que ninguno de estos datos le evitarán sentirse culpable. Nosotros mismos lo hemos vivido lo suficiente como para saberlo. A veces el sentimiento de culpa de los padres les lleva a la auto-privación. Pero recuerde: privarse de los placeres que usted pueda disfrutar no hará que su hijo mejore. Con todas las tensiones extra que tenemos que soportar los padres de chicos diabéticos, nuestra filosofía familiar es intentar disfrutar de los demás aspectos de nuestra vida lo más posible. Una enfermedad en la familia puede hacer que todos se den cuenta de cuán preciosa es la vida en realidad, y qué tontería sería desperdiciar las oportunidades que se nos den de disfrutarla.

Pasada la culpa inicial, tras mares de lágrimas y días de auto-tortura agónica, la realidad comienza a asentarse. Su hijo tiene diabetes. Aun cuando la diabetes no es una enfermedad que amenace la vida inmediatamente cuando es controlada y manejada adecuadamente, todo padre de un niño diabético se siente aterrorizado. ¿Cómo ocuparse del niño? ¿Qué pasa si nos equivocamos al ponerle una inyección, o si nos olvidamos completamente de ponérsela? Especialmente cuando su hijo es todavía demasiado pequeño para asumir ninguna de las responsabilidades del control de la diabetes por sí mismo, puede que usted se sienta abrumado por el miedo de tener que estar controlándole cada segundo de su vida durante los próximos dieciocho años. Pero volvemos a repetirlo: las cosas *sí* irán mejorando. Se volverán más fáciles mucho más pronto de lo que imagina. Cada padre de un niño diabético que habló con nosotros ha pasado por los sentimientos que usted está sintiendo ahora, cada psicólogo que consultamos dio cuenta de su existencia, y todos los estudios e investigaciones que leímos los confirmaron. Su sensación de impotencia irá desapareciendo bastante rápidamente, pero cuando esté pasando por ello recuerde que no está solo. Estos sentimientos son parte del proceso de duelo.

Sí, duelo. Aun cuando la vida del chico no está amenazada de inmediato, es natural llevar duelo por la "pérdida" de la salud de nuestro hijo, de su juventud sin preocupaciones, de nuestra libertad para dejar a los niños con un vecino e irnos de paseo. "Se lleva duelo por la muerte de la salud perfecta de nuestros hijos," dice Ellen Smith, cuya hija Debbie fue diagnosticada cuando tenía nueve años, "y entonces se comienzan a atravesar todas las etapas de la misma forma que cuando muere un ser querido."

"Por un momento, su hijo le parece un completo extraño," dice Penny Buschman, R.N., M.S., C.S., Profesor Adjunto en la escuela de Enfermería de Colombia en la ciudad de Nueva York. "Es más," aclara ella, "cuando los padres reaccionan ante la noticia de que su hijo tiene diabetes no están simplemente reaccionando porque su hijo está enfermo hoy, sino que también reaccionan por el hecho de que su hijo tendrá esta condición durante toda su vida."

Afortunadamente, este duelo se convertirá en alivio cuando se dé cuenta de que aún con diabetes, la vida de su pequeño puede ser larga y feliz, y que gracias a los avances de la ciencia en materia de diabetes, su vida puede ser cada vez más sana.

Para poder sobrellevar la ola inicial de emociones, no las niegue. Permítase sentirlas. Pero también intente no dejar que ellas le controlen a usted, o que le hagan comportarse de forma extrema. Según Leonard Felder, Ph.D., autor de "Cuando un ser querido está enfermo," los padres pueden reaccionar al diagnóstico de sus hijos de una de estas cuatro formas (o una combinación de varias):

Está el "super-trooper," quien insiste que puede hacerlo todo él mismo. El o ella frecuentemente rechazan la ayuda de familiares bien intencionados y se niegan a solicitar asistencia a la enfermera o educadora.

En la otra cara de la moneda, están los padres que actúan como si no les importaran los detalles de cómo cuidar de un niño con una enfermedad crónica en absoluto. Obviamente si usted está leyendo este libro no es esta clase de padre, pero tal vez su esposo o esposa lo sea. ¿Es que le ha dejado todos los detalles y responsabilidades a usted?

¿Está usted actuando como un "jefe," diciéndole a cada miembro de la familia lo que tiene que hacer y cómo se tiene que comportar?

O tal vez , sólo tal vez, usted está bien en la superficie, pero lleva dentro de sí una bomba de tiempo, andando como si todo estuviera perfectamente bien—hasta que la presión sea demasiado fuerte de soportar.

Es obvio que ninguno de estos extremos es sano—ni para usted, ni para su familia ni para su hijo recién diagnosticado. El equilibrio que todos luchamos por conseguir en la vida está especialmente amenazado en estos momentos. Al intentar tratar con el diagnóstico de su hijo, dispóngase a hacer todo lo que esté a su alcance, pero debe estar preparado para pedir ayuda cuando la necesite. Deje que sus sentimientos fluyan y admita aunque sea para sus adentros, que la tensión de cuidar a un niño diabético se está haciendo insoportable. Hable sobre sus sentimientos con su pareja (o con un amigo, si es un soltero/a). Escríbales, si le parece que eso le puede ayudar. Enciérrese en el baño y grite, o golpee una almohada, o vaya a la iglesia. Haga lo que tenga que hacer para poder tratar con el diagnóstico de su niño, para poder tener la cabeza clara para la cantidad de información que su médico está a punto de darle. Porque, tal como indicó una de las madres a las que entrevistamos, el momento después del diagnóstico puede ser muy tenso y confuso. "Pasábamos los días embarrados en una neblina," nos dijo. "Era muy difícil tomar decisiones, ya fuera sobre qué coche comprar o qué hacer para la cena; cada una de ellas era una decisión difícil. Cuando nos acostumbramos a la rutina, pudimos pensar más claramente."

Cuanto más claro podemos pensar, más claramente podemos explicar a nuestros hijos lo que sucede. La enfermera Penny Buschman apunta que durante el proceso de diagnóstico y educación, muchos padres intentan proteger a sus hijos de la información. No importa cuánto queramos proteger a nuestros hijos para que no oigan las complicaciones posibles tales como la ceguera o la amputación; es importante ayudarles a comprender cuanto más puedan acerca de su cuerpo y su enfermedad. De esta manera ellos mismos pueden participar más activamente en cuidarse—y *esto mismo* puede ayudar mucho a minimizar los riesgos de que se den tales complicaciones.

Además, el que los niños sepan lo que pasa puede de hecho contribuir a disminuir su estrés. Aún los niños pequeños son capaces de percibir sus tensiones, les explique sobre la diabetes o no. Si usted *no* les explica nada de lo que está sucediendo, posiblemente imaginen algo mucho peor de lo que es la manejable realidad de la diabetes.

Todo padre aprende inevitablemente que no puede evitarles el dolor a sus hijos. Usted no podrá evitar que la primera novia de su hijo lo deje, y no podrá evitar que el entrenador del equipo de fútbol relegue a su hija al banco durante casi todo el partido. Siendo padres de diabéticos, nosotros aprendemos esta dura lección más temprano.

Si no encuentra las palabras para explicarle a su hijo qué es la diabetes, pídale ayuda a la enfermera educadora, está para eso. También puede ser útil leerle un folleto explicativo sobre la diabetes a su hijo. La Fundación para la Diabetes Juvenil (J.D.F.) publica folletos para niños diabéticos recién diagnosticados, escritos en lenguaje reconfortante y fácil de leer, a los que su hijo puede recurrir para desmistificar un poco el tema.

Si explicar las cosas "tangibles" a su niño puede resultar difícil, el explicarle el por qué y el cómo puede resultarlo aún más. Muchos padres nos dijeron que responder a la simple pregunta de "¿por qué?" era la tarea más dura que habían enfrentado jamás en su rol de padres. ¿Quién de entre nosotros sabe cómo responder cuando un niño pregunta "por qué yo?" (¿Quién de entre nosotros no se pregunta exactamente lo mismo cuando tenemos la noticia de que nuestro hijo tiene diabetes?). Sale simplemente intentó explicárselo a Casey de la mejor manera que pudo. Le dijo a la niña que todos tenemos nuestra cruz que cargar en la vida, y que ésta iba a ser la nuestra como familia. Le hicimos recordar a una amiga suya del colegio que se tiene que poner inyecciones contra la alergia una vez por semana, y que su hermana Jaime también se tiene que poner inyecciones por la alergia. Su amiga y su hermana tienen alergia a los gatos y al polvo, al tiempo que ella es alérgica al azúcar. Para evitar una reacción, todas tienen que ponerse inyecciones. Es importante que el niño comprenda que si bien su "cruz" puede ser más pesada de cargar que la de los demás, todo el mundo tiene algo que cargar y que quisieran no tener que hacerlo.

Para nosotros—y para usted—ese "algo" es la diabetes tipo-I. En este momento tal vez ya se haya usted recuperado de las malas noticias. Pero hay buenas noticias, también. Si bien la diabetes es una de las enfermedades más peligrosas conocidas, es también una de las más manejables. Hay muchas cosas que uno puede hacer para sobrellevar la diabetes de su hijo. Hay cosas, también, que usted puede hacer para aceptar mejor a su hijo diabético. De ello trata este libro. Pero antes de que vuelva la página y siga leyendo, tómese un tiempo para acercarse a sus emociones. Resuelva que usted y su niño van a poder controlar su diabetes—y no al revés.

Y considere estos consejos útiles que hemos reunido con la ayuda de médicos, psicólogos y familias de diabéticos de todo el país:

≤Recuerde que la diabetes de su hijo demanda su fortaleza. Manténgase sano, duerma bien y haga ejercicio.

≤Desarrolle sus conocimientos sobre la diabetes. Sus conocimientos ayudarán a su hijo a sentirse mejor, y permitirán a su familia depender menos de los médicos para simples informaciones. En el Apéndice A de este libro podrá encontrar una lista de fuentes de información y en muchos hospitales de niños encontrará bibliotecas de consulta. Estas no sólo son un excelente lugar para conseguir literatura acerca de la diabetes, sino también para conocer otros padres que comprenden lo que usted está pasando.

•Cómprele a su hijo un brazalete de alerta médica que diga que tiene diabetes insulino-dependiente. La mayor parte de los chicos odian llevarlo (¡pregúntele a Casey!) pero no podemos dejar de insistir lo suficiente en la importancia de tener la identificación adecuada. Podría llegar a salvar la vida de su hijo en caso de tener una crisis diabética en un lugar donde nadie lo conoce.

•Busque apoyo. Hágase miembro de una organización local, regional y/o nacional para la lucha contra la diabetes, tal como la Fundación para la Diabetes Juvenil (J.D.F.) en Nueva York, y la Asociación para la Diabetes en América (A.D.A.) en los Estados Unidos, y aprenda de los conocimientos y experiencia de otras familias que han pasado lo que usted está pasando ahora. Algunas secciones de la J.D.F. (incluyendo la que está en West Houston, EE.UU.) están organizando programas en los cuales niños diabéticos y sus familias visitan a personas recién diagnosticadas para ofrecerles el apoyo que necesitan desde el principio.

•Si no existen grupos de apoyo en su área geográfica, piense en fundar uno usted. Pida a su médico nombres y teléfonos de otras personas que se enfrentan a la diabetes. O si vive en un pueblo con una población demasiado pequeña para formar un grupo sólo de diabéticos, pregunte a su pediatra si tiene otros pacientes con enfermedades crónicas. Puede que ellos tengan estrategias para sobrellevar su enfermedad que le ayudarían a usted a adaptarse a la diabetes de su hijo.

•Hable de sus sentimientos, pero no deje que le impidan seguir adelante. "No permita que su chico sienta lástima de sí mismo por demasiado tiempo," dice la Sra. Singer, madre de un niño de siete años. "Trate su diabetes como un estado, no como una enfermedad, así él no pensará en sí mismo como un 'enfermo'."

•Piense positivamente. Concéntrese en las formas de *prevenir* complicaciones y no en las complicaciones mismas. Piense en todo lo que los científicos están haciendo para encontrar una cura para la diabetes, y entretanto, haga lo mejor que pueda día a día. "Ojalá me hubiera relajado más y no mirado con tanta antelación a las complicaciones que vendrán," dijo una madre recordando el pasado. "Intente llevar la diabetes de su hijo tomando cada cosa a su tiempo."

•¡Participe! "Dedicarse a actividades para recoger fondos es la mejor manera de sentir que usted está marcando una diferencia y está dándose fuerzas a sí mismo," dice Judy Haley, un miembro de la J.D.F. que tiene dos hijos diabéticos. "Participar le brindará una salida sana a la cólera que pueda estar sintiendo—y le ayudará a transformar esa furia en acción."

•Cuando se sienta furioso, recuerde que el enemigo no es su niño diabético, sino la diabetes en sí, y que existen ejércitos de investigadores luchando a su lado para tratar de curar la enfermedad. No deje que la diabetes los ponga a usted y a su hijo uno contra el otro en una lucha de voluntades por culpa de las inyecciones y la dieta. Recuerde que hasta el momento en que se encuentre una cura, nosotros y nuestros hijos estamos *juntos* contra la diabetes.

3

Médicos y hospitales

Cuando nuestro médico hizo su diagnóstico inicial de Casey y nos dijo que teníamos que llevarla al hospital de inmediato, sugirió llevarla al Hospital Mount Sinai aquí en Manhattan, ciudad de Nueva York, ya que allí hay endocrinólogos especializados en diabetes que están de guardia las veinticuatro horas del día. En ese momento también estaban "de guardia" trabajadores de la construcción las veinticuatro horas del día, ya que el hospital estaba en medio de obras de renovación. Considerando el acceso a los cuidados que Casey podía tener a toda hora en ese hospital, y la calidad del tratamiento que recibiría al ser dada de alta, sentimos que valía la pena aguantar el ruido y los andamios en las ventanas. La encargada de Endocrinología Pediátrica del Mount. Sinai, Dra. Fredda Ginsberg-Fellner, se convirtió en nuestra especialista en diabetes, y desde entonces hemos estado muy satisfechos con la forma en que ella y su equipo han tratado a Casey.

Cuando ahora nos paramos a pensar en ello, nos damos cuenta de la suerte que tuvimos de vivir en una ciudad con más de un buen hospital donde elegir, y de haber encontrado inmediatamente una médico en quien poder confiar y con quien nos sentimos cómodos. Deseamos que usted tenga la misma suerte. Pero también esperamos que no deje enteramente a la suerte el encontrar un especialista para su hijo. Dar con el mejor médico es esencial no sólo por la profunda diferencia que puede representar para su hijo el tener un buen control del nivel de azúcar en la sangre a largo plazo, sino también desde un punto de vista emocional. Tal como lo explica Shirley Swope, una abogada de padres del Centro PEAK en Colorado Springs, EE.UU.: "Tienes que depositar toda la confianza en esa persona que está allí sentada, diciendo estas cosas terribles sobre el cuerpo de tu hijo o hija. Cuando le tienes que dar tanto poder sobre tu propia vida a alguien, realmente asusta. Al principio la enfermedad de un niño es tan apabullante que se necesita alguien que te guíe."

Guía y amabilidad son una gran ayuda, pero necesitan estar acompañadas de conocimientos sólidos como una roca sobre la diabetes. Muchos médicos dicen: "Sí, yo entiendo sobre diabetes," pero mantenerse al corriente de lo que sucede en el campo de la investigación y el tratamiento de la diabetes es un trabajo a dedicación total. En efecto, la diabetología es un campo en el que existen cambios constantes debido a los descubrimientos de los investigadores. A menos que su médico se especialice en diabetes y participe en todos los congresos y reuniones médicas, no va a ser capaz de mantenerse al tanto de los últimos adelantos en las investigaciones y tratamiento.

Su pediatra puede tener experiencia en tratar a otros niños diabéticos, pero un especialista ha tratado centenas o miles de niños con esta enfermedad y puede dedicar el cien por cien de su tiempo a aumentar sus conocimientos sobre la misma y el cien por cien del presupuesto de su oficina en equipamiento y materiales para mantenerse al día.

Por supuesto que no todas las familias viven tan cerca de uno de los mejores y más grandes centros para el tratamiento de la diabetes como nosotros en Nueva York. Puede estar a horas de camino del centro especializado más cercano. Pero si tiene que hacer un gran viaje para ir a un especialista, vale la pena hacerlo por lo menos un par de veces al año, y sobretodo al principio. Como dice Barbara Davies del centro que ella fundara en Denver, EE.UU., en 1980; "Es una meca del conocimiento y el apoyo. Un médico general le podrá brindar consejos aquí y allá cuando los precise, pero en el Centro Barbara Davies, se les enseña a los niños todo lo que deben saber: las inyecciones, la nutrición, los movimientos. Somos una organización de investigación, un lugar donde el niño diabético puede llamar y encontrar a alguien para atenderlo las veinticuatro horas del día sea para pedir consejo o información, o para tener un amigo con quien hablar. Como resultado, vienen aquí niños de todo el mundo. Les enseñamos como llevar una vida sana con diabetes." (Vea al Apéndice C para un listado de Centros de tratamiento y educación para la diabetes acreditados por la Asociación para la Diabetes en América, A.D.A.)

Trabajando estrechamente con un especialista que puede enseñarle las formas más avanzadas hoy en día de controlar la diabetes de su hijo, usted mismo se convertirá pronto en un experto. Ello también le permitirá asegurarse de que su niño está recibiendo el mejor tratamiento no tan sólo durante las visitas sino todos los días y de todas las maneras.

La mayoría de las familias encuentran a su especialista de diabetes a través de su pediatra regular, y la mayoría de los padres con quienes nos entrevistamos estaban perfectamente satisfechos con los médicos que conocieron de esa manera. Pero también escuchamos unas cuantas quejas:

Una madre en Chicago nos dijo: "Desafortunadamente, cuando mi hija fue diagnosticada sólo había un médico en la zona, al que íbamos todos. Era muy dogmático y era difícil hablar con él. Da la sensación que, aún los médicos con excelente reputación se resisten a las preguntas, y van mucho a las informaciones puntuales y no se involucran."

"Cuando los médicos hablan de complicaciones," se quejó otro progenitor, "dicen cosas como 'Pero no se preocupe, solo un 10 por ciento de los pacientes desarrolla este problema.' No se dan cuenta de que esto no representa alivio alguno para los padres cuyos hijos tienen una enfermedad que afecta a solamente uno de cada cientos de norteamericanos."

Otro progenitor se quejó de los médicos que lo tratan como el "Caso n° 12345-A, en vez de la familia Jones," y de hecho, la frialdad parece ser el factor de queja más común que tienen las familias contra los médicos.

Es importante sentir que tanto usted como su hijo se pueden comunicar con su especialista en diabetes. Estudios llevados a cabo por el Centro Fox Chase en Filadelfia, revelaron que los pacientes que participaban más en su propio cuidado y que no tenían miedo a hacer preguntas se sentían con mayor control de su enfermedad que aquellos que seguían ciegamente las instrucciones de los médicos sin diálogo alguno. Si usted y su hijo no pueden hablar libremente con el médico, búsquese o contrate a otro.

Si, *contratar*. Recuerde que con un médico, igual que como para cualquier otro proveedor de servicios el cliente es usted. "El simple hecho de llamarse a sí mismo consumidor de servicios de salud en lugar de paciente le dará una orientación diferente de donde se encuentra y qué puede esperar," dice Edward Krupat, Ph.D., director del programa de salud psicológica en el Colegio de Farmacología y Ciencias de la Salud de Massachusetts en Boston según cita de la revista *SELF.*

Muchos adultos ponen más cuidado al contratar un mecánico o peluquero que al escoger su médico, pero la decisión sobre el especialista de la diabetes de su hijo no sólo afectará la salud del niño sino también la forma en que éste se va a adaptar a su diabetes y de controlarla en su proceso de desarrollo y madurez. De forma que si no está satisfecho con el primer médico que le haya sido recomendado, pida a su pediatra una nueva recomendación.

Si su pediatra le recomienda a un médico específico, pregúntele *por qué* el Dr. tal y cual. Frecuentemente las recomendaciones se hacen basadas tanto en la amistad como en cualquier otra cosa. Tenga en mente que si bien un compañero (o compañera) de estudios de su pediatra puede haber sido un excelente compañero de estudios hace cuarenta años, ello no es garantía alguna de su nivel de experiencia actual. Cerciórese de que el médico que hace la recomendación haya visto al especialista "en acción" recientemente.

Otra forma de averiguar acerca de un especialista es preguntando a los enfermeros y enfermeras en el hospital acerca de los diferentes médicos. Ellos sabrán quien tiene buena reputación y buena comunicación con sus pacientes, y estarán menos atados a la camaradería de la profesión que a veces impide a los médicos hablar mal de otros colegas aún cuando haya razones para ello.

Si aún necesita recomendaciones adicionales, pregunte a otros padres de niños diabéticos. Si ha participado en un grupo de apoyo, pida a otros padres nombres de médicos con los que han estado contentos—y pregunte *por qué* están contentos. Después de todo, si lo que les gusta de un médico es que es capaz de hacerlos pasar visita en su oficina en quince minutos, puede que a usted no le convenga si lo que usted no tiene es prisa. Si les gusta un médico porque está al tanto de los últimos avances en técnicas de reutilización biológica, tal vez no sea su mejor elección si usted tiene prejuicios contra la medicina alternativa no convencional. De forma similar, si usted sabe que un progenitor es mucho más neurótico que usted, tenga presente que ello puede estar afectando sus juicios sobre el médico en cuestión. Puede que se sienta diferente respecto a un médico si *usted* está más ansioso o angustiado que los padres que hacen la recomendación.

Conózcase a sí mismo. Y haga que ese conocimiento trabaje en su favor cuando esté buscando un médico. Aun hablando de médicos importantes, no todo médico vale para todo paciente o su familia, por lo tanto además de buscar un médico de grandes calificaciones, debe intentar buscar uno que tenga un estilo personal con el que usted se sienta confortable. Por ejemplo, algunos médicos se sienten incómodos cuando los padres—o incluso los niños—lloran en sus oficinas. Si usted es del tipo que necesita cuatro pañuelos por visita, este no es el médico para usted. A otros médicos les gusta incluir muchas bromas en su conversación. ¿Le haría esto sentirse bien o por el contrario le haría sentir que el médico no le está tomando en serio?

Una vez que tenga la lista de especialistas, concierte entrevistas con algunos de ellos. Deberá estar preparado para pagar la consulta inicial aun cuando no esté pensando en utilizar los servicios de este médico; pero es dinero bien invertido si le está siendo difícil encontrar un médico con quien se sienta satisfecho. ¿Qué debe buscar? Como hemos mencionado anteriormente, no existen médicos que sean adecuados para todo paciente o familia, pero generalmente un buen médico se mantiene al día en su práctica y es un buen investigador médico. Un buen médico también estimula a sus pacientes a pensar y decidir independientemente. Lo último que usted desea es un médico que quiera manipularle para hacerle creer que usted no es capaz de tomar una simple decisión acerca de su hijo sin su consejo. Cada persona entrevistada enfatizó que: "Usted conoce a su hijo mejor que ningún médico." Un buen médico respeta sus conocimientos innatos acerca de sus hijos, y los aplica a su análisis profesional de la situación médica del niño.

En el fondo, encontrar la asociación perfecta médico-paciente implica muchos elementos personales y cosas intangibles, pero existen ciertas cosas concretas que observar cuando se busca contratar un médico. Para empezar, eche un vistazo a las paredes del consultorio—pero no se guíe solamente por el empapelado académico. Tenga presente que alguien tiene que graduarse el último en la clase de la Facultad de Medicina de Harvard, y hay muchas "estrellas" salidas de buenas escuelas médicas estatales. Comience por preguntar al médico donde hizo su residencia y si tuvo alguna beca; si tiene certificación reconocida en Endocrinología Pediátrica. (En los EE.UU. también puede llamar al 1-800-776 CERT para confirmar si un médico tiene certificación del Colegio de Médicos).

Averigüe también en donde tiene este médico privilegios de admisión. Si tiene que llevar a su niño a la sala de emergencias en mitad de la noche, pregunte si su médico tiene acceso a buenos hospitales. Pregunte si el médico estará a cargo del caso de su hijo cada vez que éste sea admitido en el hospital. En caso contrario, pregunte por qué, quién lo estará, y pida conocer a esa persona.

Si el médico tiene admisiones en más de un hospital, pregunte cómo elige en qué hospital le tocará a su familia. A veces algunos médicos tienen que llenar cuotas de pacientes en cada hospital para retener sus privilegios de admisión. Ello puede afectarles a la hora de tomar decisiones objetivas para las admisiones. Averigüe si puede usted escoger a cuál de los hospitales de su médico irá su hijo. Aun entre hospitales excelentes puede haber diferencias. En un hospital universitario, por ejemplo, su hijo estará expuesto a los estudiantes de medicina, y entonces puede haber un grupo de hasta cinco pares de ojos sobre él mientras recibe tratamiento. Si esto les puede molestar a usted o al hijo, usted tiene el derecho de solicitar en cualquier momento que los estudiantes o internos—o cualquier otra persona aparte del propio médico—se retiren del cuarto. Si bien los ojos de más valen la pena a cambio de las ventajas que puede ofrecer un gran centro médico. Generalmente se trata de centros de investigación; los hospitales universitarios suelen ofrecer lo último en materia de tratamiento.

Otra cosa a tener en cuenta al evaluar al médico es su edad. Si busca establecer una relación a largo plazo con un médico para que acompañe el crecimiento de su hijo en la infancia y adolescencia hasta la madurez, probablemente no quiera considerar alguien que esté a punto de retirarse. Por otra parte, probablemente alguien que aún tiene en la mano su título de medicina fresquito no sea la mejor decisión.

Seleccionar un médico es una de las áreas donde es aceptable (y hasta aconsejable) ser un poco "snob." No dude en preguntar al médico como ha llegado a ser reconocido en su campo. ¿Acaso es miembro honorario de la Academia Nacional de Pediatría en su departamento de Endocrinología? ¿Está afiliado a alguna sociedad de médicos especializados en diabetes, o Endocrinología Pediátrica, o posee otras afiliaciones reconocidas que lo destacan como un buen especialista para llevar el caso de su hijo diabético? ¿Qué otros títulos académicos u honoríficos posee? ¿Es citado en la prensa como autoridad en la materia? Tenga cuidado. Ello no constituye garantía de excelencia. Si ve a un médico citado en la prensa o entrevistado por la TV, puede querer decir una de éstas dos cosas: o se trata verdaderamente de un experto en este campo, o bien el hecho de salir en los medios de comunicación puede haberse convertido en su carrera y por lo tanto puede estar más proclive a preocuparse más de las personas al otro lado de las cámaras que al otro lado del estetoscopio.

Un médico famoso no le servirá de nada si no puede hablar con él o ella hasta que no haya regresado de la gira promocional de seis meses o si sólo puede dar con su asociado que acaba de graduarse. Durante los primeros dos años de la diabetes de su hijo, va a necesitar mantener contacto frecuente con su especialista (aunque sólo sea a través del teléfono entre chequeos tres o cuatro veces al año), de forma que es importante que su médico sea accesible. Sepa cuales son los arreglos en caso de que el médico no esté disponible. Si hay otros médicos en la consulta, asegúrese de reunirse con todos ellos aunque sólo sea una vez en una situación que no sea de emergencia. Si usted es miembro de una mutua (o HMO) o piensa afiliarse a una, dé los pasos para conocer a los médicos que lo estarán tratando y asegúrese de que sean especialistas. Muchos de estos servicios están bien equipados para tratamientos rutinarios pero no tanto cuando se trata de enfermedades crónicas o graves. Si su mutua no tiene un especialista, deberá considerar un cambio de planes.

Ya trate usted con un médico solo, un equipo, una clínica o un servicio de mutua, sepa a quién tiene que llamar en caso de emergencia. "¡Asegúrese de que su médico le dé el número de teléfono de su casa!," recomendó una de las madres entrevistadas. "Deben saber dónde encontrarlo a cualquier hora en caso de emergencia." Como nunca se sabe cuándo un niño va a tener una crisis diabética, usted querrá tener un médico accesible cuando usted y su niño lo necesiten. Junto con el teléfono de su casa, pida también su número de busca personas.

Además de estas preguntas básicas, haga también algunas preguntas menos obvias. Los expertos de PEAK en Colorado Springs, EE.UU., sugieren que cubra esta serie de puntos con cualquier médico que tenga en perspectiva:

1. Pregunte al médico cómo se siente a la hora de dar malas noticias: ¿piensa que se debe restringir la información a los padres?

2. ¿Con qué frecuencia hay cambios de personal en la oficina? Si tanto enfermeros y enfermeras como recepcionistas se van cada tres días, probablemente este médico no es tan fácil de tratar.

3. ¿Cuán flexible es esta oficina con las cuentas y los pagos? La diabetes puede ser una enfermedad increíblemente costosa, y si usted está un poco justo en circunstancias financieras variables, es importante saber si el médico le echará una mano amortiguando un poco los costos en caso de emergencia.

A veces los padres tienen miedo de que "hacer demasiadas

preguntas" será interpretado como falta de confianza en el médico, o que si cuestionan algo que el médico está haciendo, quedarán como desagradecidos de todos los cuidados que están recibiendo. Muchos padres (tanto de diabéticos como no) tienen miedo en el fondo de que si hacen enfadar al médico sus hijos pueden no recibir el mejor tratamiento. Tenga presente que hacer preguntas al médico no sólo es su derecho sino también su deber para con su niño. Si un médico lo desanima a hacerle preguntas, puede salir de su oficina por la misma puerta que entró.

Cuando haga las preguntas, no se limite a escuchar sólo las respuestas verbales. Observe cómo se comporta el médico o médico con el niño y con usted. ¿Establece contacto con la mirada? ¿Parece distraído/a? ¿Admite sus errores? Cuando le habla, ¿lo hace en un nivel de comunicación en el cual aunque no se sepan las palabras, se comprenden los conceptos? ¿Se toma su tiempo para responder a sus preguntas? Ningún médico sabe todas las respuestas de inmediato; desconfíe de alguien que pretenda poder hacerlo.

Para mayor información al considerar el médico, puede contactar en Estados Unidos el "Public Citizen Health Research Group" (Grupo Ciudadano de Investigación sobre la Salud), 2000 P Street, NW, Suite 700, Washington, DC 20036, U.S.A. Este centro publica un listado de médicos de los Estados Unidos que han sido amonestados por los colegios de médicos. También el "Center for Medical Consumers," (Centro para Consumidores de Servicios Médicos) en 237 Thompson Street, New York, NY 10012, U.S.A. publica un boletín llamado "Health Facts" (Datos de la Salud) que trata de las formas de conseguir información sobre médicos y hospitales para los consumidores.

Una vez elegido su especialista en diabetes, él o ella le ayudará probablemente a poner en marcha un programa para el equipo que va a luchar con la diabetes de su hijo o hija. Además de la Dra. Ginsberg-Fellner y sus asociados, los Dres. Robert McEvoy, Fenella Greig, y Signe Larsen, pasamos mucho tiempo justo después del diagnóstico de Casey con Paula Liguori, una enfermera certificada en educación para la diabetes. Paula fue quien nos enseñó cómo ponerle a Casey sus inyecciones de insulina y cómo analizar su sangre. Fue ella quien se sentó con nosotros y nos habló en un lenguaje que pudimos comprender aun después de días largos y llenos de estrés en el hospital. Aun hoy encontramos útil hablar con ella de vez en cuando para pedirle consejo para manejar ciertos temas que van surgiendo relacionados con el proceso de crecimiento y la diabetes de Casey.

Un educador para la diabetes (CDE) puede ser un enfermero o una enfermera, dietista, farmacéutico/a, psicólogo o psicóloga que ha sido especialmente entrenado y licenciado para enseñar a los diabéticos a controlar su condición y cuidar de sí mismos. Su prueba de graduación incluye información médica, y su entrenamiento práctico les enseña a comprender cómo es vivir con la diabetes. Existen más de 4.500 personas certificadas con CDE en los Estados Unidos de América; escriba a la American Association of Diabetes Educators en 500 North Michigan Avenue, Chicago, IL 60611, para un listado de los que existen en su área, si su médico no está ya trabajando en contacto con uno de ellos.

El equipo para el cuidado de la diabetes de su niño o niña puede incluir también un dietista o nutricionista que les ayudará a planificar un programa de comidas, enseñar al niño a seguirlo y motivarlo cada vez que su voluntad de comer cosas sanas se vea debilitada. Seguramente recurrirá usted a otros especialistas, podólogos, oftalmólogos, y consejeros psicológicos cuando los necesite de vez en cuando.

Ya que el cuidado de la diabetes es tan multifacético, y frecuentemente exige otros especialistas en el cuidado de su niño, es importante que usted (y el chico si es que ya tiene edad para ello) asuma la responsabilidad de los esfuerzos de coordinación entre todos los especialistas. "Cerciórese de que todos los médicos en el equipo sean consistentes con una misma filosofía, comprensión y con sus instrucciones para los padres," dice una madre activa en la Fundación (J.D.F.). "Esto le facilitará poder seguir sus instrucciones."

A pesar de que toda esta coordinación le sonará un poco cara y complicada, de hecho le simplificará la vida sin ningún costo extra más que las pesetas que le pueden costar algunas fotocopias de los informas médicos de su hijo para distribuir a los diferentes médicos.

Idealmente, su pediatra sería un buen coordinador de las actividades e informes de *todos* los especialistas, pero en definitiva será su tarea el pedir a todos los médicos que le hagan saber al pediatra de todos los progresos de su hijo. Si corta el acceso de su pediatra a las cuestiones médicas de su hijo, o comienza a ir a un especialista antes que a su pediatra o médico general para los chequeos de rutina, puede encontrarse en la situación de necesitar a su pediatra en una emergencia y tener que gastar tiempo precioso poniéndole al día en la historia médica del chico durante los últimos dos años.

A veces los médicos tienen reservas en cuanto a entregar copias de sus informes a otros médicos, pero los informes médicos de su hijo son suyos *por ley*. Pida duplicados de todo. De esa manera, puede fotocopiar los informes médicos de su hijo en una casa de fotocopias en cualquier momento que usted lo desee. Asegúrese también de que su médico especialista tenga copias de los informes del médico de cabecera y de que su pediatra esté al tanto de las observaciones de su endocrinólogo.

En *A Parent's Guide to Asthma* (Guía del Asma para Padres, Doubleday, 1988), la autora Nancy Sander publicó la carta abierta de una madre a su especialista; sus palabras nos han parecido también relevantes al caso de los padres de niños diabéticos: "Tal como yo lo veo," escribió la madre, "usted y yo estamos a punto de convertirnos en un equipo. Nuestro objetivo es convertir a este niño en un ser lo más sano posible. Usted será el entrenador que dirige el juego desde la banda, y yo seré el capitán que supervisa que las jugadas sean ejecutadas de forma apropiada."

Expertos de PEAK en Colorado Springs sugieren varios consejos para hacer el trabajo del "capitán" más sencillo:

Primero, todos deben aceptar los diferentes papeles de cada miembro del equipo, y las diferencias inevitables de opinión que surgen sobre lo que el niño necesita. Estas diferencias son valiosas y deberían ser un catalizador positivo para ayudar a que todos los "expertos" en la vida del niño puedan crear ese programa individualizado que él o ella necesita.

Segundo, las personas deben ser honestas y compartir sinceramente lo que están pensando directamente unas con otras. Los padres deben decir lo que piensan a los médicos, y los profesionales no deberían tener que imaginar lo que los padres tienen en mente.

Los profesionales tienen la obligación de ser honestos con los padres. Proteger a los padres de la información difícil no es un acto de solidaridad. "De hecho," dicen los expertos de PEAK, "si las malas noticias se comparten con los padres con antelación, pueden entonces venir a una reunión mejor preparados para tomar decisiones de forma informada y efectiva dentro de un contexto de trabajo profesional."

A veces hablar de forma abierta y honesta es difícil para los padres que tienen miedo de así alienar a los profesionales de los que depende su hijo. Sin embargo, no hablar abiertamente a largo plazo sólo puede crear mayor tensión y frustraciones.

Por ejemplo, muchos padres nos contaron que a veces les parece que el médico está distraído cuando les habla—abriendo su correspondencia o revisando sus mensajes. No existe razón alguna para no expresarle su malestar ante estos hechos. Lo que no tiene que hacer es patalear y quejarse (¡eso casi nunca logra *nada!*). Diga simplemente de la forma más educada que pueda: "Comprendo que usted está muy ocupado, pero es importante para mí sentir que se está concentrando en lo que le estoy diciendo." Si el problema persiste hasta el punto de que usted está dudando de si el médico en efecto está escuchando lo que le dice o no, tal vez desee cambiar a un médico más atento y que se ocupe mejor del caso. Estos tipos de situaciones pueden normalmente evitarse si se trabaja duro para desarrollar técnicas de comunicación positivas—y ello significa agudizar sus habilidades de escucha al tiempo que su habilidad para articular sus preguntas. El humorista Fran Lebowitz dice que lo contrario de hablar no es escuchar—es esperar para hablar. Cerciórese que usted está atento a las respuestas que dé el médico a sus preguntas, y no estar simplemente esperando para hacer la siguiente pregunta mientras él o ella habla.

La comunicación con su médico no debería comenzar y terminar en la puerta del consultorio. Con un poco de preparación de su parte, puede beneficiarse más de sus visitas de rutina y comunicarse mejor con su especialista en momentos de crisis. He aquí algunas ideas que hemos recogido de otros padres:

•Muchos de nosotros nos sentimos intimidados por los médicos. Algunos adultos incluso experimentan síntomas físicos, tales como náuseas y subida de tensión, nada más entrar en la consulta del médico. Este hecho (llamado "hipertensión al uniforme blanco") puede ser minimizado a veces simplemente con admitirlo verbalmente.

•Si nota algún problema, mantenga un diario de cuando ocurre. ¿Es que su niño se pone de mal humor siempre justo antes de la comida? ¿Tiene más episodios de baja de azúcar durante la semana de exámenes? Informe al médico no sólo de lo que ocurre sino también de cuando ocurre. Si puede correlacionar los problemas con el momento en que ocurren o el hecho que los dispara, su médico puede ser más efectivo en buscar las soluciones.

•Venga a la consulta con el médico con una lista de preguntas, y lápiz y papel para tomar notas. Mejor aún, traiga un grabador. A no ser que usted sea un experto taquígrafo, el tomar nota podría distraerlo de lo que el médico está diciendo en realidad. Pida permiso al médico para grabar, y si no le importa, grabe también su conversación para poder repasar puntos específicos en casa, de esa manera sólo toma nota de los puntos esenciales.

•Vaya con un objetivo claro: ¿Qué es lo que quiere lograr de esta consulta?

•Si el médico está hablando demasiado deprisa o utilizando demasiada jerga médica, pídale que pare un momento y pregúntele cómo se escribe una palabra. Este truco no sólo ayuda a recordar algunos de los nombres más difíciles, sino que también es una forma sutil de recordarle al médico de que todos estos términos son nuevos y poco familiares para usted. "El problema es," dice Shirley Swope, consejera de padres, "que los médicos conocen tan bien los temas, que se olvidan de que están hablando con personas que no están familiarizadas con la terminología. A veces es necesario mirarlos y decirles; 'Discúlpeme, ¿puede usar vocabulario de sexto grado, por favor?'"

•Antes de dejar la consulta del médico, pregúntese; "¿Fueron las explicaciones lo suficientemente claras como para poder ponerlas en práctica en casa?" Ponga su orgullo a un lado si se siente tonto pidiéndole al médico que repita por tercera o cuarta vez. ¡No se olvide de que estas informaciones tienen efecto directo en el bienestar y la salud de su niño!

•Después de una consulta en la que se le ha dado mucha información para digerir, haga una cita con el médico para llamarlo en unos días para repasar algún punto que no haya quedado claro. A veces las cosas tienen mucho sentido cuando está sentado en la consulta, y después cuando consulta sus notas al llegar a casa le parecen escritas en chino.

•Aun hoy en día, las madres se involucran mucho más en el cuidado diario de los niños que los padres. Bien sea la madre o el padre el que vaya a la consulta, es importante pasarle la información al otro, para que esté al día (y también para beneficiarse de las ideas inteligentes que el cónyuge suele tener cuando usted menos lo espera). También asegúrese de compartir la información con la persona que cuida a los niños y su cónyuge (y el niño mismo si es que éste se ha perdido información) lo antes posible tras haber hablado con el médico. De esta manera la información aún estará lo más fresca posible en su mente y cualquier cambio de tratamiento puede ponerse en práctica inmediatamente.

•Cómprese una carpeta para mantener archivada toda la información que está reuniendo y sus notas durante las visitas, así como las copias de los informes médicos de su hijo, bien organizadas. Tener un sistema de referencia simple y accesible inmediatamente le da a usted un motivo menos de estrés con que luchar antes y después de las visitas al médico.

•Recuerde que no importa cuán bien dispuesto esté un médico a sus necesidades, el no sabrá cuáles *son* éstas a menos que se mantengan en contacto. Llame a su médico si el estilo de vida de su hijo ha cambiado, o cuando otros niños en la casa tengan un virus que él o ella podría coger, o si tiene alguna pregunta.

Además de hacer que sus visitas al médico sean tan libres de tensiones como pueda, hay cosas que puede hacer para lograr que sean menos fastidiosas para su hijo o hija.

•Antes de ir al médico, explique honestamente a su hijo qué es lo que le van a hacer. No lo haga con demasiada antelación, sin embargo; un niño asustado repasará esa entrevista médica que teme miles de veces en su mente antes de que realmente ocurra. Intente minimizar el tiempo en que su hijo va a estar temiendo este procedimiento.

•Si le miente a su hijo diciéndole que determinada prueba o inyección no va a doler, y después le duele, usted pierde así la confianza de su hijo. Intente ser honesto sin asustarlo. Si ha tomado algunas decisiones respecto a la honestidad con sus hijos, compártalas con su médico, para poder actuar de forma consistente.

•Nunca jamás hable con el médico sobre su hijo, como si éste no estuviera presente en la habitación. Al contrario, enseñe a su hijo a participar activamente cuanto pueda en su propio cuidado, desde la edad más temprana. Anime a su niño a defenderse por sí mismo, y a asistir a las reuniones aún cuando no impliquen ningún examen, para así acostumbrarse a manejarse y trabajar juntos con los médicos.

•Después de que su niño haya recibido una inyección o haya pasado por una prueba molesta, no le diga: "No fue tan malo, ¿verdad?" La mayoría de las veces *sí* lo fue. En su lugar, dígale: "Yo sé cuánto dolió esto, pero ya pasó y ahora nos podemos ir a casa."

A lo largo de los años, su médico le verá con altos y bajos, tanto en nivel de azúcar en sangre como emocionalmente. Y en tanto vayan cambiando su hijo y el cuidado y tratamiento de la diabetes, así irán cambiando los consejos del médico. A través de estos cambios intente mantener su opinión objetiva sobre el médico y sus sugerencias, y evaluar los consejos médicos en relación a lo que sabe de su niño mentalmente y lo que siente sobre él o ella en sus entrañas.

Nunca tenga miedo de pedir una segunda opinión. No se trata de un insulto a su médico, en tanto usted no lo plantee como tal. Simplemente hágale saber que, aún cuando tiene confianza en sus juicios, usted desea tomar sus decisiones con una visión de la situación lo más amplia posible. Los médicos están acostumbrados a esto. De hecho, la mayoría de los profesionales—y la mayoría de las compañías de seguros—esperan que usted obtenga una segunda opinión antes de consentir a ser operado o a someterse a un tratamiento mayor. En caso de que pida una segunda opinión, solicítela a un médico en otro hospital. Imagínese lo incómodo que uno puede sentirse trabajando con la misma persona que le está dando un segundo diagnóstico, y entonces comprenderá por qué muchos médicos no dan más que informaciones superficiales a los colegas con quienes trabajan todos los días.

Una segunda opinión puede ser especialmente valiosa si usted está evaluando un método nuevo o experimental de tratamiento de la diabetes. Antes de iniciar a su niño en un enfoque nuevo o experimental, investigue el programa: ¿Quién lo lleva? ¿Qué éxito han tenido con otros tratamientos experimentales? Hable con los padres de niños que están siguiendo esos programas, y con padres de niños que lo han abandonado y averigüe por qué.

Averigüe si su seguro médico cubre este programa o médico. Aunque este factor no sea definitivo para resolver el tema, puede tener su importancia si está decidiendo entre dos caminos a tomar en el tratamiento.

Desafortunadamente, muchos seguros pagan por consultas y cuidados reales, pero no por medicina preventiva. Pero esperar a una crisis para consultar al médico no sólo no ahorra más que unos céntimos y es irracional, sino que también representa un riesgo para la vida de su hijo.

Ningún seguro de salud cubrirá todos los gastos relativos al tratamiento y cuidados de la diabetes. Las buenas noticias son que en los EE.UU., si sus gastos médicos exceden el 7.5 por ciento de sus ingresos netos, muchos de ellos *son* deducibles de sus impuestos. Así que aunque no reciba ninguna retribución monetaria, pagará *menos* contribuciones de impuestos.

De acuerdo a Bernard Kleinman, C.P.A., A.P.F.S, los siguientes gastos relacionados con la diabetes son deducibles de los impuestos en los EE.UU.:

• Los honorarios del médico
• Gastos por servicios hospitalarios, incluyendo terapia, servicios de enfermería, tiempo de ambulancia, y pruebas de laboratorio
• Costo de la habitación del hospital
• Prescripciones médicas e insulina, pero *no* medicinas que se venden sin receta médica (tales como jarabe para la tos, aspirinas, etc.)
• Los gastos de transporte para visitas al médico y al hospital, incluyendo gastos de taxi y de avión
• Primas del seguro médico
• Equipos, incluyendo jeringas, monitores de glucosa, y tiras de prueba

Por otra parte, horas extra del personal que cuida a los niños o la canguro sus comidas cuando visita al niño en el hospital y actividades sociales recomendadas por su médico (como campamentos) *no* son deducibles de los impuestos en los EE.UU. Esto es tan solo una guía; debe hablar con su propio preparador de impuestos antes de reclamar algo y mantenga un cuidadoso registro de sus gastos. Puede ahorrar mucho dinero a lo largo del tiempo en deducciones sobre los impuestos.

También puede ahorrar mucho si compara precios cuando compre equipos para la diabetes (consulte el Apéndice B para las casas que venden productos diabéticos rebajados).

No importa cuán justo de dinero esté, intente no escatimar a la hora de hacer chequeos frecuentes. Además de ser mejor para la salud de su hijo, los chequeos frecuentes disminuyen las posibilidades de tener una crisis diabética seria que puede derivar en una internación hospitalaria larga (y costosa).

Afortunadamente, nosotros no hemos tenido que hospitalizar a Casey desde su diagnóstico, y seguro que muchos niños diabéticos puedan evitar llegar a tener niveles tan bajos o tan altos de azúcar en la sangre como para tener que hospitalizarse—pero es siempre una buena idea tener planeada una estrategia para el peor de los casos.

Si resulta que tiene que hospitalizar a su pequeño debido a su diabetes u otras complicaciones, los siguientes consejos pueden hacer esta experiencia más fácil para usted y su hijo (si está leyendo esto durante la hospitalización inicial de su niño, estas ideas pueden serle de ayuda inmediata.)

•Averigüe si su médico hará visitas regulares al hospital, y si así es, con que frecuencia, y a qué horas. Si le es posible, coordine éstas con momentos en que usted y su esposo o esposa puedan estar presentes. Hay tanta información que asimilar al principio que cuanto más competentes pares de orejas pueda tener para escucharla, mejor.

•Si su hospital tiene un representante de los pacientes, pida conocerlo o conocerla lo antes posible al ser admitido. Averigüe cuándo y dónde puede encontrar a esta persona si tiene alguna pregunta sobre cómo hacer más fácil la estancia en el hospital, o si existe algún problema con médicos, enfermeros o administrativos del mismo.

•No lleve ningún objeto de valor al hospital, puesto que tienden a desaparecer. Si su hijo quiere su manta o su muñeco favorito para sentirse seguro, póngale nombre y pídale a los enfermeros y personal que lo tengan a la vista lo mejor que puedan.

•Traiga fotografías de otros miembros de la familia. La separación puede ser dura para los niños pequeños, y el tener fotos de sus amigos y mascotas puede hacerla más llevadera.

•Tenga presente que no todos los llamados "médicos" en el hospital lo son realmente. En muchos sitios médicos, los estudiantes de medicina (incluyendo los que llevan allí un día y medio) son llamados "médico." Por lo tanto, no asuma nada.

•La mayoría de los hospitales permiten a uno de los padres

quedarse durante la noche. A menos que su hijo explícitamente le diga lo contrario, la mayoría de los niños prefieren que sus padres se queden con ellos. En un artículo del *American Journal of Public Health*, 1978, Barbara M. Kursch, M.D., escribió: "A los padres no sólo se les debe permitir visitar y quedarse o participar, sino que deben ser animados, apoyados y educados para ser lo más útiles posible al niño hospitalizado."

•Si usted o su niño o niña se sienten incómodos ante los grupos de estudiantes o practicantes médicos asistiendo y mirando durante la consulta médica, puede solicitar que dejen la habitación. Por ejemplo, en los Estados Unidos, el Artículo 5 de las Leyes de los Derechos de los Pacientes editadas por el American Hospital Association (la Asociación de Hospitales de América) establece que "el paciente tiene el derecho a todas las consideraciones para guardar su intimidad respecto a su propio programa de cuidados médicos. La discusión del caso, las consultas, exámenes y tratamiento son confidenciales y deberán ser ejecutados con discreción. Las personas no involucradas directamente en su cuidado deben tener permiso del paciente para poder estar presentes" (Sin embargo, también recuerde que nadie nace siendo médico, los estudiantes se encuentran en la sala para aprender a cuidar niños como el suyo. De modo que si puede tolerar su presencia, por lo menos parte del tiempo, intente hacerlo.)

Si su hijo es admitido al hospital por causas ajenas a la diabetes (apendicitis, por ejemplo, o un hueso roto) debe poner especial cuidado en que su régimen de control de la diabetes no se interrumpa.

Una madre en Illinois nos dijo: "Encuentro sumamente sorprendente que mucho del personal de urgencias no sabe las cosas básicas sobre la diabetes de tipo I. Con frecuencia nos preguntan si a nuestro hijo se le da insulina, y estamos asombrados de que los médicos y enfermeros no tengan conocimiento de que casi todos los diabéticos jóvenes son insulino-dependientes."

Otra madre nos contó: "Cuando mi hija estuvo en el hospital por una operación en la rodilla, nos asombramos de cuántos profesionales entrenados no saben cuidar la diabetes. Le intentaron dar glucosa en lugar de simplemente una solución salina intravenosa." Si su hijo es sometido a una operación quirúrgica, *debe* haber un diabetólogo para controlar su sangre mientras está anestesiado.

Además de mantener ojo vigilante sobre los médicos que no son expertos en diabetes y que estén al cuidado de su hijo en su estancia en el hospital, asegúrese de quién está al cuidado de la comida del niño. Si se le da un menú de donde seleccionar, repáselo con un dietólogo o miembro del personal que sepa acerca de la diabetes. No asuma que una enfermera de planta debe saber lo suficiente sobre la dieta especial de un niño. Esto sería *injusto* tanto para él o ella como para su hijo.

Si usted se mantiene alerta y en pleno estado de observación, debería ser capaz de navegar por el laberinto médico sin ningún problema. La mayoría de los médicos que nosotros hemos conocido han sido profesionales competentes y llenos de compasión que desean verdaderamente ayudar a los niños diabéticos a vivir una vida más sana y larga. Si usted escoge su médico cuidadosamente y se mantiene participando activamente en el cuidado médico de su hijo hasta que éste sea suficientemente mayor para poderlo supervisar él mismo, probablemente podrá confiar sin problemas en su médico para las decisiones importantes que afecten a su niño o niña.

Para informarle un poco mejor acerca de algunos datos médicos que posiblemente su médico quiera discutir con usted, lea los siguientes dos capítulos acerca de qué es la diabetes y como se puede controlar. Si prefiere saltárselos e ir a los otros capítulos, primero asegúrese de repasar pronto la información médica. Convertirse en un conocedor de la diabetes es una de las cosas más importantes que usted puede hacer para convertir el cuidado de la diabetes de su hijo en una tarea más fácil y manejable.

4

Qué es la diabetes?

Es difícil recordar un tiempo en el que no sabíamos qué era la diabetes, pero como casi todos los padres, éramos completamente ignorantes sobre esta enfermedad cuando Casey fue diagnosticada por primera vez. Por supuesto, sabíamos que era una enfermedad grave, pero no sabíamos nada sobre las formas de minimizar su gravedad disminuyendo los riesgos y complicaciones a largo plazo. No teníamos ni idea de como Casey había cogido la diabetes, o de si era posible deshacerse de ella. Nos preguntábamos cuantos otros niños tendrían también diabetes, y si nuestras otras dos hijas menores también la desarrollarían.

Ahora hasta dormidos podemos recitar cifras y datos sobre esta enfermedad. Claro que el saber como poner una inyección de insulina no nos hace desear menos que llegue el día en que se encuentre una cura y entonces las inyecciones queden obsoletas. Saber que puede causar complicaciones en la diabetes no la hace menos atemorizante. Pero nos parece que aprender cuanto podamos acerca de la diabetes nos puede ayudar a sentirnos menos impotentes. La diabetes es una de las pocas enfermedades graves en las que los conocimientos y comportamiento del paciente pueden tener un efecto significativo en el curso que tome la enfermedad. Es una de las pocas enfermedades que les pone a ustedes en control de la situación. Existen muchas cosas que usted y su hijo pueden hacer para disminuir el impacto que la diabetes tiene en su salud y su vida, y comprender la enfermedad es el primer paso para poder controlarla.

La diabetes es una de las mayores causas de muerte en los

EE.UU. y una de las que mayormente contribuye a las enfermedades del corazón, que es la causa nº 1 de muertes en este país. La enfermedad le cuesta al país unos 20 mil millones de dólares al año en costos médicos y horas de trabajo perdidas, y esta cifra está creciendo rápidamente. También crece el número de personas que tienen diabetes. A pesar de que los científicos no están seguros de las causas, nunca antes hubo más niños con diabetes. Si su hijo es uno de ellos, usted querrá saber cuanto más pueda acerca de la diabetes mellitus insulino-dependiente (IDDM).

Los científicos están aún buscando una explicación más precisa de cómo y por qué se desarrolla la diabetes, pero la hipótesis más ampliamente aceptada para la diabetes tipo I es que el sistema de defensa del cuerpo destruye las células que producen la insulina. La IDDM es la enfermedad del sistema auto-inmunitario—una enfermedad en la que el sistema inmunitario del cuerpo, en vez de proteger al cuerpo de invasores "extraños" solamente, como los virus, de hecho funciona mal y ataca también entonces a las propias células del cuerpo. Este hecho da un nuevo significado a la frase "comportamiento auto-destructivo."

Aunque la diabetes en general comienza por algún elemento "disparador," (en el caso de Casey la varicela parece haber sido el gatillo), este "disparador" no es la causa de la enfermedad. Para desarrollar la diabetes se debe tener una predisposición genética para ello. El hecho de que menos del ocho por ciento de la descendencia de los diabéticos desarrollan diabetes sugiere que el proceso hereditario es mucho más complicado que el que gobierna el color de los ojos u otras condiciones genéticas tales como la hemofilia o la ceguera de los colores. Hoy, los científicos están desarrollando una mayor comprensión de cómo se transmite la diabetes a través de la investigación para prevenirla y curarla.

Mientras que los científicos están aún aprendiendo como se desarrolla y transmite la diabetes de una generación a otra, ya conocen bastante acerca de cómo afecta la enfermedad al cuerpo humano. La diabetes es más que simplemente un "alto nivel de azúcar en la sangre." Sí es cierto que los diabéticos tienen demasiado azúcar en la sangre, pero no necesariamente por tomar demasiado azúcar. Más bien se trata de que el páncreas del diabético tipo I no produce insulina, la hormona que metaboliza la comida en energía utilizable.

Si usted pudiera oír a un grupo de personas a dieta quejándose de su sobrepeso, seguramente una de ellas acusaría a su "lento metabolismo" como causante de su redondez. Pero el metabolismo no es un proceso mágico que convierte una comida de seis platos en una figura esbelta. Es el mecanismo biológico el que convierte la comida en energía.

Los cuerpos sanos usan insulina para metabolizar la glucosa, que la convierte en energía que el cuerpo puede utilizar. Mucha de la comida que ingerimos se convierte en azúcares que a su vez se convierten en energía . Si el páncreas no produce suficiente insulina (o ninguna), el azúcar no es utilizado y es entonces expulsado a través de la orina. Cuando esta energía de la comida es deshechada así, el cuerpo entonces se ve privado de la energía que necesita para funcionar.

Existen dos tipos de diabetes: diabetes tipo I, o mellitus insulino-dependiente (IDDM); y diabetes tipo II, comúnmente conocida como diabetes de adultos. La IDDM afecta entre el 10 y 15 por ciento de los diabéticos, y es más difícil de tratar que la diabetes de adultos. Mientras que la de tipo II puede a veces ser tratada simplemente a través de dieta y medicación por vía oral, el diabético tipo I tiene necesariamente que tomar inyecciones de insulina para mantenerse con vida.

La insulina inyectada, por su parte, no *cura* la diabetes. Simplemente ayuda al organismo a funcionar más normalmente. Antes del descubrimiento de la terapia de insulina en los años veinte, la expectativa de vida de un niño con diabetes era una media de 2 años a partir del diagnóstico. Pero hoy en día, gracias a la insulina, muchos diabéticos diagnosticados hace años están ahora en los setenta .

Un error común acerca de la diabetes, basado en creer que la enfermedad es causada por el excesivo consumo de azúcar que no es digerido en la sangre, es que puede ser curada eliminando las comidas azucaradas tales como tortas y caramelos. El problema de esta creencia es que aun comidas que no parezcan azucaradas están compuestas de azúcares, y en especial los almidones o carbohidratos complejos. Un perfecto ejemplo de ello es el proceso de maduración del plátano. Cuando un plátano acaba de ser cortado, tiene un sabor agrio y textura como de almidón o patata. A medida que va madurando, el almidón se va convirtiendo en azúcar. Por eso es que los plátanos maduros adquieren gusto dulce. En el cuerpo humano, las enzimas digestivas hacen con el almidón lo que el tiempo hace con el plátano: lo convierte en azúcares. Si quisiera usted eliminar de su dieta toda comida que se convierta en glucosa, entonces debería tener que subsistir a base de apio y agua.

Cuando el páncreas no produce insulina (como es el caso en la diabetes tipo I) o no la utiliza apropiadamente (caso del tipo II), la cadena alimenticia entonces se rompe en la mitad del proceso. Los almidones y azúcares complejos son reducidos a glucosa, pero el cuerpo es incapaz de convertir a su vez esta glucosa en energía. Sin lugar adonde ir, la glucosa se acumula sin ser usada en el cuerpo.

Si ello permanece sin ser detectado, la hiper-glucemia (es decir, alto nivel de azúcar en la sangre) puede resultar en coma. Como el cuerpo no puede utilizar su propio azúcar para abastecerse de energía, "toma prestado" de las reservas de grasa, y entonces el cuerpo emite acetonas, las cuales son venenosas. Si este estado, llamado acetoacidosis, continúa, el paciente puede entrar en estado de coma. Los síntomas de un estado inminente de coma diabético incluyen aliento "dulce" (el olor proviene de las acetonas), sed excesiva o fatiga.

Aquellos de nosotros que hemos estado a dieta para perder los dos kilos y pico que habíamos ganado durante las vacaciones tal vez estemos ya familiarizados con la filosofía de que si reducir la ingestión en 100 calorías al día es bueno, reducirla en 200 calorías es aún mejor; si cien abdominales es bueno, entonces 200 abdominales es aún mejor. Este tipo de filosofía no solamente es sumamente desacertada cuando nos referimos a la diabetes, sino también potencialmente peligrosa. Si su niño come demasiado poco o hace demasiado ejercicio en relación a la cantidad de insulina que le ha sido inyectada, puede tener una reacción a la insulina. Los síntomas incluyen el sudar abundantemente, debilidad, pulso rápido, piel muy pálida, temblor o inclusive calambres (de hecho, el mismo tipo de sensación de bajo nivel de energía que le ataca en los días en que decide que está demasiado ocupado para tomar su almuerzo). A lo largo del tiempo, este cambio (o cambios) de nivel de azúcar en la sangre al extremo opuesto de la *hiperglucemia* puede derivar en complicaciones. Pero el ejercicio y el mantener los niveles de glucosa en la sangre a un nivel saludable pueden disminuir en gran manera las posibilidades de que se desarrollen estas complicaciones mientras su chico crece. Dado que éstos son objetivos que se pueden alcanzar (o a los que se puede acercar), usted *puede* marcar una diferencia en el camino que tome la diabetes de su hijo.

Aunque la diabetes sea la enfermedad de un órgano del cuerpo relativamente pequeño, sus complicaciones pueden afectar al cuerpo entero. Los diabéticos pueden quedar ciegos, perder el uso de los riñones, pueden tener que amputar sus miembros debido a problemas circulatorios. Son más susceptibles a desarrollar problemas que van desde enfermedades de las encías a enfermedades coronarias, pueden desarrollar más infecciones corporales que las demás personas, y recuperarse de éstas mucho más lentamente. Sin embargo estas complicaciones *pueden* ser minimizadas con un control del nivel de azúcar en sangre y con el tratamiento de los problemas menores antes de que se vuelvan incontrolables. Por lo tanto, si usted comprende perfectamente cuales son las complicaciones y sabe exactamente contra qué está luchando, puede entonces tomar medidas para proteger la salud de su pequeño.

Gracias a los avances científicos, las complicaciones hoy en día son mucho más fáciles de evitar que antes. Así que intente centrarse en los elementos positivos—sus posibilidades de controlar la diabetes—más que en lo negativo de las posibles complicaciones en sí mismas. De esa manera, en lugar de ir por ahí lleno de ansiedad, usted *puede* comenzar a operar desde una posición de fortaleza, apoyado por el conocimiento de que con un estado de vigilancia y

cuidados usted puede efectivamente ayudar a prevenir (o por lo
menos disminuir) las posibles complicaciones de la diabetes del
niño. Es importante también poder concentrarse en las capacidades
de su niño más que en sus limitaciones. Recuerde que los riesgos de
sobre proteger psicológicamente a su hijo exceden con frecuencia
los riesgos físicos de los que usted está intentando protegerle.

Sabiendo que es más fácil conquistar a un enemigo que se
conoce, a continuación le sugerimos un esquema de las posibles
complicaciones que pueden presentarse en la diabetes:

La diabetes puede causar o agravar problemas dentales (y los
problemas dentales pueden, a su vez, complicar la diabetes). La
glucosa en la sangre del diabético se queda en la boca y produce
sarro y bacterias, de la misma forma que beber demasiado jugo de
frutas o el masticar demasiada goma de mascar azucarada lo
produciría en una persona no diabética. Además, las arterias de los
diabéticos están parcialmente saturadas con frecuencia y la
reducción de la circulación en las pequeñas venas de las encías hace
que la curación de pequeñas llagas o cortes en la boca sea más
difícil.

Los diabéticos también tienen mayor riesgo que la mayoría de las
personas de contraer enfermedades graves de las encías que pueden
producir la caída de los dientes. Es interesante saber que la diabetes
no produce enfermedades de las encías inicialmente. Simplemente
se trata de que las enfermedades de las encías son más difíciles de
curar en los diabéticos. Por lo tanto, es importante hacer un
esfuerzo para que las enfermedades de las encías no se desarrollen
desde un inicio. Las enfermedades de la boca no sólo pueden ser
dolorosas y molestas, sino que de hecho pueden hacer que la
diabetes sea más difícil de manejar. ¿Por qué? Simplemente
pregúnteles a los residentes de un hogar para la tercera edad: el
dolor de encías y la falta de dientes hace que el comer sea más
doloroso. Ello a su vez hace más difícil que el diabético pueda
seguir una dieta bien planeada—volviendo el intento de controlar
la diabetes en una misión casi imposible.

Para prevenir problemas dentales, cerciórese de que su hijo se
cepille los dientes varias veces al día—cepillándose *adecuadamente*

(¡nada de la antigua forma de un cepillado para arriba y otro para abajo, y ya está!). Haga también que su dentista le enseñe cómo utilizar el hilo dental de forma adecuada todos los días y tenga citas regulares para la limpieza dental profesional.

La diabetes es la causa primera de la ceguera de adultos en los EE.UU., con aproximadamente seis mil casos declarados por año. Aún en los casos de los diabéticos que retienen la vista, aproximadamente un 90 por ciento sufrirán cambios en la estructura del ojo después de 15 años, y los diabéticos pueden desarrollar una condición que puede poner en peligro su vista—llamada retinopatía diabética proliferativa—después de unos treinta años de vivir con diabetes de tipo I.

La retinopatía diabética ocurre cuando la retina, que cubre el fondo del ojo y transmite imágenes visuales al cerebro, se ve dañada por el deterioro de las venitas que proveen a la retina con el oxígeno que necesita. La raíz del problema es la mata circulación, como en el caso de muchas de las complicaciones diabéticas. Los médicos están desarrollando nuevas formas estimulantes de minimizar estos riesgos, y gracias a un mejor control en el nivel de azúcar en la sangre, esta condición es mucho menos común de lo que era entes. Hoy más que nunca la vigilancia y el cuidado adecuados pueden reducir de forma significativa los riesgos de complicaciones a largo plazo.

Lleve a su niño a un oftalmólogo (no a un óptico) por lo menos una vez al año, y llame inmediatamente a su médico si su hijo experimenta cualquier tipo de visión nebulosa o si ve doble, tiene dolor alrededor o detrás de los ojos, o si ve puntitos flotando delante de los mismos.

La diabetes es una enfermedad literalmente de la cabeza a los pies: además de las complicaciones dentales y oftalmológicas, la diabetes también puede conducir a serios problemas en los pies—problemas que pueden incluso llegar en ciertos casos a la necesidad de amputar. Los pies de un diabético son más vulnerables a las infecciones, ya que la diabetes puede causar que las paredes de las venas se hagan más gruesas, lo que reduce la circulación de la parte baja de las piernas y los pies. Cuando la circulación se ve atrofiada, las heridas tardan más tiempo en curar, haciendo que las infecciones puedan desarrollarse con mayor facilidad. El riesgo de infección se ve incrementado asimismo por el hecho de que el diabético tiene en general los miembros menos sensibles. Un diabético con un corte en un pie puede de hecho no sentirlo hasta que se le haya infectado.

Tal como en el caso de los problemas dentales, los problemas de los pies también pueden ser minimizados mediante un buen control del nivel de azúcar en la sangre y un cuidado atento. La mayoría de las 20 mil amputaciones de piernas y pies llevadas a cabo en los EE.UU. cada año pueden ser atribuídos a cierto grado de negligencia. La prevención y la atención a los problemas menores antes de que se conviertan en problemas graves podría ayudar a reducir estas prácticas devastadoras entre los diabéticos hasta en un 75 por ciento.

Un cuidado adecuado de los pies comienza por la selección adecuada del calzado. No espere a que los zapatos de su niño están demasiado apretados para remplazarlos por unos más grandes. Desarrolle una relación con un vendedor de zapatos que a usted le guste y lleve a su niño a probarse los zapatos frecuentemente. Asegúrese de que los zapatos no le aprieten los dedos del pie y que no causen ampollas en ninguna parte. Los diabéticos deberían usar zapatos todo el tiempo para evitar cortes o raspaduras que se puedan infectar. Los calcetines son también importantes, de manera que compre los que dejan *respirar* (no de nylon ¡por favor!).

Cuide los pies de su hijo con cariño, utilice mucha crema hidratante si están secos y talco para absorber la humedad si están muy sudados. Póngale loción o crema solar para evitar quemaduras que puedan pelarse luego; la parte superior del pie suele ser una zona frecuentemente olvidada contra las quemaduras del sol. Corte las uñas de los pies con cuidado, rectas, y por favor no trate los callos o asperezas del niño usted mismo. Su pediatra probablemente tampoco será un especialista en el cuidado de los pies del diabético, de modo que pida a su especialista que le recomiende un podólogo o enfermero especialmente entrenado para ello.

Inspeccione los pies de su hijo cada noche. Con niños muy pequeños puede cantarle cualquier canción que hable de los dedos del pie. (Evidentemente, ¡no lo intente con su hijo quinceañero!). Hinchazón, cambios de color o de textura en la piel de los pies, así como el mal olor, pueden estar indicando la incubación de una infección. Anime a su hijo a examinar sus propios pies en cuanto tenga la edad suficiente, de forma que se convierta en parte de la rutina antes de irse a la cama, tal como lavarse la cara y los dientes.

Otra de las complicaciones de la diabetes es la enfermedad de los riñones o nefropatía. Hasta un 40 por ciento de los diabéticos insulino-dependientes desarrollan algún tipo de problema de riñones cuando llegan a adultos, haciendo que las enfermedades de los riñones sean 500 veces más comunes entre los adultos con diabetes insulino-dependientes que en la población en general.

En la nefropatía diabética, los riñones trabajan en demasía para filtrar el exceso de azúcar en la sangre. El azúcar es filtrado en la orina, la cual se produce en los riñones. Por ello antiguamente, los diabéticos supervisaban sus niveles de glucosa comprobando su orina. En tanto que las venillas de los riñones se van dañando debido al uso excesivo, crece un tejido cicatrizante que hace imposible que los riñones trabajen de forma eficiente. En el peor de los casos, los riñones dejan de funcionar y el cuerpo se envenena con sus propios deshechos.

Las nuevas drogas y los cambios en la dieta poco a poco pueden frenar el deterioro de los riñones, y los nuevos tests como el de la microalbúmina en la orina pueden ayudar a identificar precozmente la enfermedad de los riñones. Si bien los riesgos son mucho más pequeños de lo que eran antes, aún es importante poder observar los signos de la enfermedad de los riñones para poder tratarla inmediatamente.

Asegúrese de avisar a su médico si su hijo sufre una infección del conducto urinario (caracterizada casi siempre por dolor al orinar) o si recibe un golpe en los riñones. Ello puede suceder en los deportes un poco duros o incluso si su hijo se cae cuando le hacen alguna broma. Que no cunda el pánico, sin embargo; aún cuando esto suceda, raramente es causa de graves problemas.

Como la mayoría de las complicaciones diabéticas, los problemas de los riñones pueden ser minimizados a través de un control cuidadoso del nivel de glucosa en la sangre, lo cual alivia la carga de filtrado de los riñones. El control de la presión arterial es también importante. La presión arterial alta puede debilitar las venas aún más y puede acelerar el daño. Asegúrese de que su médico controle la presión de la sangre de su hijo cada visita y compare su lectura con los valores normales para su edad. El ejercicio regular, que mantiene a la sangre en movimiento a través de venas y arterias, es una de las formas mejores y más fáciles de controlar tanto la presión arterial como el nivel de glucosa en la sangre.

La diabetes también puede derivar en enfermedades nerviosas, o neuropatía. De hecho, una pérdida detectable de las funciones nerviosas ocurre en aproximadamente el 40 por ciento de todos los diabéticos. Pero si su hijo sigue las prescripciones del médico a nivel de dieta y ejercicio, dosis de insulina, y controla su nivel de glucosa en la sangre, los riesgos de neuropatía son muy bajos.

Una vez más, la clave es saber qué síntomas pueden traer complicaciones. Póngase en contacto con su médico para pedir ayuda si su niño experimenta sensación de pinchazos y agujetas (tal como la sensación de cuando se le duerme un pie, que ataca a los adultos sanos a veces), si tiene picazón frecuente, u otras sensaciones fuera de lo normal. Con frecuencia estos síntomas aparecen como reacción inicial a la insulina y van desapareciendo una vez que el cuerpo se acostumbra a las inyecciones de esta hormona. Lleve un control de este tipo de situaciones, pero no se deje llevar por el pánico si las nota justo después del diagnóstico inicial o al inicio del tratamiento.

La mala circulación, responsable de la mayoría de los problemas mencionados más arriba también pueden llevar a problemas del corazón. La diabetes es una de las causas principales de las enfermedades del corazón, que constituye una de las primeras causas de muerte en los EE.UU. Los médicos se están dedicando a estudiar de qué manera la diabetes vuelve las paredes de las venas y arterias más gruesas. Ya se sabe que la obstrucción de las venas de los diabéticos puede disminuir la circulación y necesitar entonces que el corazón tenga que hacer más esfuerzos para bombear .

Esta es una de las razones por las cuales la dieta y el ejercicio son tan vitales para los diabéticos. Comer bien, hacer ejercicio frecuentemente y controlar el nivel de azúcar en la sangre a través de toda la vida disminuye el riesgo de complicaciones cardíacas y otros problemas asociados con la diabetes. Recuerde asimismo que una dieta que tenga en cuenta al corazón no puede dañar a nadie. De hecho, muchos padres de diabéticos han notado que ellos mismos pierden peso y se vuelven más sanos una vez que la cocina familiar pasa de ser una central de comida insana, a un paraíso de salud.

La persona que inventó el proverbio "más vale prevenir que curar" era seguramente un diabético. Controlar el azúcar en la sangre y responder a los altibajos que descubra *antes* de que se vuelvan un problema pueden marcar la diferencia entre una vida de enfermedad y ansiedad y una vida feliz, relativamente sana y llena de esperanzas para el futuro.

Recuerde: aunque es imposible para un diabético tener un nivel perfecto de azúcar en la sangre, usted y su niño pueden controlarlo en gran medida, y pueden disminuir los riesgos de complicaciones. Todo lo que necesita son las tres "Ces": Confianza, Cuidado y Control.

5

El control de la diabetes: un acto de malabarismo

La diabetes es una enfermedad complicada que debe ser tratada por un médico. Los datos y consejos de este capítulo tienen objetivos informativos meramente, y no pueden de ninguna manera reemplazar a los cuidados médicos adecuados. Los autores, colaboradores y editores no pueden aceptar responsabilidad legal alguna por las consecuencias del uso—o mal uso— de esta información.

Cuando trajimos a Casey de vuelta a casa del hospital, nos sentíamos exactamente como cuando la trajimos por primera vez de recién nacida—excepto que sin el mismo entusiasmo. Estábamos increíblemente nerviosos por "hacerlo todo bien." Al principio, hablábamos por teléfono con la Dra. Ginsberg tres veces al día. Cada vez que le hacíamos una prueba de sangre a Casey, llamábamos a la médico y decíamos: "Su sangre era tal y cual y esto es lo que ella hizo hoy," y averiguábamos cuanta dosis de insulina debíamos inyectarle.

Aún con contacto constante con nuestra médico, el nivel de azúcar en la sangre de Casey se puso muy bajo en el colegio un par de veces en las semanas siguientes a su hospitalización, y ella casi se desmayó porque sus dosis no estaban aún finamente adaptadas a su calendario de actividades en la escuela.

Nuestra experiencia parece ser la regla más que la excepción. Aunque la mayoría de los diabéticos tienen un buen control de azúcar en la sangre durante su estancia en el hospital, muchos de ellos se enfrentan al desafío una vez que vuelven a casa a sus rutinas—o más precisamente, a la *falta* de rutina que forma parte de nuestras vidas. Cuando logramos tener las dosis de insulina de Casey adaptadas a su disciplina escolar, ya eran las vacaciones de verano, y la rutina de Casey volvió a cambiar, a su vez necesitando más cambios en la dosis de insulina.

Al principio, conseguir un equilibrio entre la ingestión calórica de su niño y sus gastos de energía con la dosis de insulina que necesita parece tan frustrante como intentar poner una foto centrada en la pared. "Demasiado alto," dirá un observador, de forma que usted baja la foto. "Demasiado bajo" vuelve la respuesta, así que usted la sube otra vez, tratando de conseguir el punto exacto. Los diabéticos recién diagnosticados encuentran que les lleva un tiempo encontrar *cuánto* ejercicio mantiene su nivel de glucosa estable. Si corren en exceso, entonces el nivel de glucosa baja demasiado. *¿Cuántos* hidratos de carbono deben ingerir para mantener el equilibrio? Si comen demasiado, entonces la glucosa sube. *¿Con cuánta* frecuencia inyectar la dosis de insulina? Lo que funcionó bien hoy no necesariamente será adecuado mañana. Su médico le dará una guía para todos estos factores, y usted sin duda tendrá que ajustarlo a veces. Los cambios están comprendidos en lo que llamamos la "fase de la luna de miel." Durante este período, que puede en general durar de unas semanas a algunos meses (dependiendo de cuánto tiempo su hijo haya sido diabético agudo antes de ser diagnosticado), el páncreas da una de sus últimas actuaciones "maestras" produciendo su propia insulina y por lo tanto reduciendo la cantidad que necesita ser inyectada. Después de pasada la etapa de "luna de miel" en la cual las células beta dejan de producir insulina completamente, su niño comenzará a necesitar más insulina.

Por último, las necesidades de insulina del niño se irán estabilizando de alguna forma, aunque tendrá variaciones en diferentes grados durante toda la vida. No se preocupe: pronto desarrollará usted un agudo instinto para controlar la diabetes del niño y para saber qué situaciones requieren la presencia del médico y cuáles puede manejar usted mismo.

"En definitiva," dice la Dra. Ginsberg, "el objetivo es que el paciente se convierta en su propio médico. Después de todo es usted quien tiene que vivir con la diabetes las 24 horas del día, y nadie puede tener un médico viviendo siempre en casa. Los padres tienen que aprender por sí mismos a mantener bajo control el nivel de glucosa de la sangre de sus hijos."

La clave para poder mantener este control estrecho es llevar cuidadosamente la cuenta de la dieta, las dosis de insulina y ejercicio. Hasta hace unos diez años, todos los diabéticos controlaban su nivel de glucosa en la sangre a través de la orina. Sin embargo hoy en día los médicos admiten que ello tiene el mismo sentido que cerrar la puerta del establo cuando los caballos ya han sido robados. En el momento en que la glucosa es eliminada por la orina, ya ha estado en la sangre durante horas. Controlar el nivel de glucosa en la sangre directamente a través de pruebas de *sangre* es más eficiente y efectivo. Los controles más precisos—y la capacidad de los pacientes para hacer los cambios necesarios basados en estos controles—han significado un gran avance para ayudar a los diabéticos a evitar las fluctuaciones que pueden contribuir a las complicaciones a largo plazo.

Los controles son importantes aún en los casos de diabéticos sometidos a un plan de insulina, dieta y ejercicios estrictamente controlado, porque el equilibrio del azúcar en la sangre puede responder a factores externos tales como enfermedades menores como la gripe o la tensión. Debe hacer los controles especialmente cuidadosos en épocas de exámenes o períodos especialmente estrésantes, como los días inmediatamente anteriores al nuevo año escolar o la presentación de una actuación en la escuela. La prueba no toma más de unos 45 segundos y es muy simple. Casey se las viene haciendo a ella misma desde que tenía nueve años de edad.

Su médico o educador para la diabetes le enseñará cómo hacer una prueba o control del nivel de glucosa en la sangre, pero he aquí un repaso del procedimiento:

Primero, lávese las manos con agua templada si es posible. El agua templada ayuda a que la sangre afluya a la superficie, haciendo que la prueba sea más fácil.

Segundo, pínchese el dedo índice, medio ó anular (el pulgar es demasiado chato y por lo tanto su sangre tiende a formar una mancha en lugar de una gota) . Asegúrese de empujar la aguja lo suficientemente fuerte para sacar sangre la primera vez. La tendencia general es a empujar suavemente, pero los pinchazos suaves duelen lo mismo—y puede terminar teniendo que pinchar unas diez veces sin poder sacar sangre si no ejerce suficiente presión.

Después, apriete suavemente el dedo desde la base hacia la punta, "exprimiendo" una gota de sangre del lugar del pinchazo. Deposite la gota de sangre sobre la tira de prueba e insértela en el medidor. No toque la tira con el dedo ya que ello presionaría la sangre y confundiría al medidor.

Algunas pruebas le darán una lectura digital y otras le proveen una tabla de colores parecidas a las de las pruebas caseras de embarazo que se anuncian como "el rosa quiere decir sí, el azul que no," entonces los tubos se vuelven de colores dependiendo de los niveles de glucosa.

Cerciórese de comprobar su medidor de glucosa de forma periódica contrastándolo con otro medidor ya sea en su propia casa, o con un medidor en la consulta de su médico. Como todas las máquinas, los medidores de glucosa también pueden funcionar mal. Un chequeo regular de los mismos reduce las posibilidades de que su hijo ande por ahí con niveles demasiado altos o bajos de azúcar mientras a usted las pruebas le dan resultados "normales."

Su médico le dirá qué niveles encuentra aceptables. En general, entre 80 y 120 mg es considerado normal en chicos no diabéticos, pero intentar mantener un nivel de azúcar en la sangre del niño entre estos límites lleva con frecuencia a lecturas de entre 40 y 400, dice la Dra. Ginsberg. Es generalmente aconsejable intentar ajustarse entre 100 y 150 o incluso hasta 180 mg.

"Ojalá me hubiera dado cuenta antes, de que los cambios bruscos en el nivel de azúcar en la sangre son normales," dice Ellen Smith, una madre que dice que controlar la diabetes para ella y su familia se ha ido haciendo más fácil con el paso del tiempo. "Puede estar haciendo todo perfectamente y las lecturas de los controles aún siguen siendo erráticas. En lugar de dejar que estas fluctuaciones menores me asustaran, he comenzado a prestar más atención al examen de hemoglobina A1C más que a los chequeos diarios."

La prueba A1C permite a su médico no sólo ver el nivel de azúcar en la sangre de su hijo el día en que se administra la prueba, sino también el nivel que ha mantenido durante los meses anteriores. Si las lecturas del nivel de glucosa del chico son con frecuencia altas y/o el test A1C indica algún problema, entonces su médico le indicará algún ajuste en la dieta, el ejercicio o la dosis de insulina o en los tres. Sin embargo, si usted sospecha que existe un problema, no debe esperar al chequeo de cada tres meses para poder discutirlo. Llame a su médico y pregunte si se debe adoptar algún cambio en la dosis de insulina o en el calendario del niño. ¡Para eso está el médico!

Antes de entrar en el tema de cómo *inyectar* insulina, aclaremos primero qué es y como funciona. La insulina no es una droga ni un medicamento. Es una hormona que los cuerpos sanos producen y de la que los diabéticos necesitan proveerse de forma artificial. En los cuerpos sanos, la insulina es producida por células beta en el páncreas, que es una glándula localizada detrás del estómago. El cuerpo produce un nivel bajo de insulina todo el tiempo y una producción mayor repentinamente después de las comidas (tal como usted hace la limpieza rutinaria y una limpieza a fondo después de que su hijo adolescente se haya quedado solo en la casa durante el fin de semana).

Sin insulina, el cuerpo del diabético se ve incapaz de metabolizar glucosa y transportarla a las células. A diferencia de otros compuestos que pueden ser ingeridos por la vía oral, (tal como la lactosa para aquellos que no pueden metabolizar los productos lácteos), el cuerpo del diabético es su peor enemigo cuando se trata de digerir la glucosa. La insulina no puede ser ingerida como los alimentos, puesto que el aparato digestivo la destruye.

La insulina inyectable, antiguamente derivada solamente de las vacas y los cerdos, es fabricada actualmente y con mayor frecuencia en laboratorios, por ingenieros genéticos y es virtualmente idéntica a la insulina humana. Debido a que las insulinas animales (que hoy en día se usan menos cada vez) no son exactamente las mismas que se producen en los seres humanos, algunas personas son de hecho alérgicas a las mismas, y desarrollan irritaciones o erupciones en el lugar de la inyección. Estas reacciones, aunque normalmente no son dañinas y tienen corta duración, deben ser comunicadas a su médico de todas formas. Si la alergia persiste, su niño puede tener que ser desensibilizado a la insulina a través de ir graduando la dosis hasta alcanzar la que su cuerpo requiere. De esta manera su cuerpo se va habituando despacio, de la misma manera que usted se va habituando al agua fría en una piscina entrando poco a poco hasta las zonas más profundas.

A medida que los científicos desarrollan una mayor comprensión de cómo funciona la insulina, también han desarrollado diferentes tipos de insulina que funcionan mejor en diferentes períodos.

•Las insulinas rápidas, o de actividad regular, comienzan a hacer efecto a la media hora de ser inyectadas, y actúan de forma más eficiente en el período entre una y cuatro horas después de ser administradas. La insulina rápida permanece en la sangre durante 16 ó 18 horas, dependiendo de los lugares de inyección utilizados, del niño y del tipo de actividad física que se esté realizando. Debido a la rapidez con que funcionan este tipo de insulinas, son ideales para los momentos en que el nivel de azúcar en la sangre es excesivamente alto. Cada vez más se están usando formas de insulinas de acción rápida en combinación con fórmulas de efecto más prolongado para así dar al organismo tanto la "acción inmediata" que necesita como la estabilidad a largo plazo de las insulinas de acción más lenta.

•Las insulinas de acción intermedia (también llamada NPH o lenta) llegan a la sangre entre una hora y media y dos horas después de inyectadas, alcanza su punto máximo entre seis y diez horas más tarde, y dura aproximadamente un día.

•Las insulinas de larga duración o ultra lenta necesitan de cuatro a seis horas para comenzar su acción. Como tales, son inapropiadas para usar cuando el cuerpo necesita insulina rápidamente. La insulina de larga duración permanece alrededor de un día y medio (aunque su efecto disminuye considerablemente a medida que pasa el tiempo), y en general su uso se reserva a los pacientes de mayor edad cuyas costumbres son un tanto erráticas. La insulina ultra lenta debe ser complementada con insulina regular antes de las comidas, al igual que la insulina de acción intermedia.

No existe un tipo de insulina adecuada para cada persona ni tampoco para cada situación. Su médico le prescribirá un régimen de insulina basado en un número de factores que incluyen la fisiología y calendario de actividades de su hijo, el suyo propio, y el equilibrio entre la dieta alimenticia y el ejercicio físico.

Las dosis de insulina se miden en unidades. Cuantas más unidades se inyecten a su niño, más bajará el nivel de glucosa en la sangre. La jeringa estándard de capacidad U-100 significa que hay 100 unidades de insulina en cada centímetro cúbico (cc o ml) de líquido. Un niño que necesite más cantidad de insulina no tiene necesariamente un peor tipo de diabetes que uno que requiera menos cantidad. Las dosis de insulina tienen más que ver con el tamaño del cuerpo, el nivel de ejercicio y la dieta, más que con la "seriedad" de la diabetes.

A pesar de que refrigerar la insulina no es estrictamente necesario (excepto en los climas tropicales), el guardar botellas extra de insulina en el refrigerador no sólo las mantiene a temperatura constante contra los cambios de temperatura climáticos sino que, desde un punto de vista práctico, asegura de que estén siempre en el mismo lugar cuando las botellas en uso se terminen y es tiempo de comenzar una nueva. (¡Imagínese cuánto más fácil sería la vida si guardáramos las llaves del automóvil en el refrigerador: nosotros calculamos que nos ahorraría 35 minutos por semana en tiempo de búsqueda por toda la casa!). La botella en uso debe ser guardada en un lugar fresco pero no frío.

Tal como la leche, la insulina lleva fecha de caducidad. No utilice insulina que haya caducado (excepto en caso de extrema emergencia), puesto que al comenzar a perder su efectividad, puede llevar al traste sus cuidadosos cálculos de la dosis que se necesita.

Como medir la dosis de insulina requiere un conocimiento de las fracciones—y también porque ella es un tanto delicada—a Casey no le gustaba inicialmente ponerse las inyecciones ella misma. Si bien es importante animar a su niño a ser independiente, también tiene usted que tener en cuenta que los niños pequeños pueden no ser capaces aún de medir e inyectarse su propia insulina. Durante un tiempo, por lo tanto, las inyecciones serán su responsabilidad.

"Antes de enviar a los pacientes a casa," explica Paula Liguori, nuestra enfermera-educadora, "nos aseguramos de que los padres han practicado poniéndose inyecciones a sí mismos y entre ellos, para que puedan aprender que las inyecciones no son tan dolorosas. Nunca utilizamos naranjas o pomelos, porque si bien de esa forma se aprende la técnica, pensamos que es crucial que los padres comprendan qué se siente al recibir una inyección de insulina, y el poder desarrollar su capacidad de entendimiento por lo que sus hijos están pasando."

Su médico o educador de diabetes le enseñará a usted cómo poner una inyección, y repasará el procedimiento con usted hasta que se sienta cómodo con ello. Pero aquí para su fácil consulta incluimos algunas cosas que usted debe saber acerca de las inyecciones de insulina, junto con algunos consejos para hacer el momento de poner las inyecciones más llevadero.

•Todo el que pone una inyección por primera vez (aunque si viene al caso, por la centésima vez) está preocupado por las burbujas de aire. Todos hemos oído historias de horror acerca de lo que puede pasar si una pequeñísima burbuja de aire entra en las venas. Afortunadamente, la insulina *no* es inyectada en las venas o en los músculos, sino en el tejido subcutáneo—en la capa justo debajo de la grasa. Si bien es mejor que no haya burbujas de aire en la jeringa porque ocupan espacio que debería estar lleno de insulina para mantener la dosis precisa, no debe dejarse llevar por el pánico ante la perspectiva de inyectar una o dos burbujas. Es inofensivo.

•Si un poco de insulina se cae de la jeringa, no intente reponerla en una medida aproximada, porque es probable que inyecte de más. Si ha perdido unas gotas, no se preocupe. Si ha perdido un poco más, entonces llame al médico.

•Cambie el lugar donde aplica la inyección. De lo contrario, la piel se hará más dura y será más difícil poner inyecciones. Además este endurecimiento puede no ser muy estético, y lo último que necesita un niño diabético es otra razón de más para sentirse diferente. Algunos médicos aconsejan un plan rígido de rotación de las inyecciones: lunes, brazo derecho; martes, brazo izquierdo. Nuestra médico nos sugirió que sus pacientes rotaran los lugares de inyección basados en cuan rápido era absorbida la insulina en las diferentes partes del cuerpo. "La inyecciones puestas en el abdomen son absorbidas más rápidamente," explica la Dra. Ginsberg. "Por lo tanto, es allí donde aconsejamos poner las inyecciones si el nivel de glucosa en la sangre del niño es alto. El brazo es el siguiente lugar del cuerpo en rapidez para absorber la insulina, y siguen las piernas y las nalgas. Rotar los lugares en función de los niveles de azúcar en la sangre puede resultar un poco más complicado que seguir un plan estricto de rotación, pero también permite un mejor control del nivel de glucosa."

Por supuesto que solamente se pueden rotar las inyecciones a aquellas partes del cuerpo que tienen suficientes tejidos para absorber la insulina. Por mucho tiempo Casey estaba tan delgada que solamente podíamos darle inyecciones en las nalgas. No podíamos inyectarla en el brazo porque no importaba donde claváramos la aguja, siempre sangraba. Tampoco podíamos inyectarla en el muslo por la misma razón. Cuando ganó un poco de peso comenzamos a rotar los costados, pero desde que ella misma se comenzó a poner las inyecciones tuvimos que enfrentar un nuevo desafío: cuando Casey se inyecta ella misma, sólo puede maniobrar suficientemente bien para hacerlo en una de sus caderas, por lo tanto ya no rota realmente. La Dra. Ginsberg dijo que esto era muy común, pero que hay que estimular a los diabéticos para que cambien los lugares de inyección. "Intentamos no estimular a que se favorezca un lugar sólo porque puede derivar en una hipertrofia (engrosamiento) de los tejidos," afirmó, "y también puede reducir el efecto de absorción de la insulina pasado un tiempo."

•Si está rotando pero aún así descubre que igual se produce un pequeño bulto bajo la piel donde se ha puesto la inyección, entonces está poniendo la inyección demasiado superficialmente. Si está teniendo problemas con la técnica, repásela con su médico o educador.

•Asegúrese de apuntar la aguja de forma perpendicular a la piel (es decir, la aguja y la piel deberían formar una cruz).

•Una madre con la que hablamos recomendó poner hielo en el lugar del pinchazo para insensibilizar la piel un poco antes de dar la inyección. La Dra. Ginsberg desestimó esta idea a largo plazo puesto que puede dañar los tejidos, pero es una buena forma para acostumbrar a un niño recién diagnosticado a las inyecciones de forma gradual.

•No apriete demasiado el lugar de la inyección, ya que la presión en esta área puede producir que salga un poco de insulina.

•Cuanto más rápido la inyección, tanto menos dolorosa será la misma; de la misma forma que retirar una venda que esté pegada rápidamente es menos doloroso que quitarla poco a poco. Las terminales nerviosas donde se siente el pinchazo se encuentran en la piel. Cuanto más rápido introduzca la aguja a través de la piel, más rápido pasará la parte incomoda de la inyección. Recuerde la última vez que su médico le hizo un análisis de sangre. Sólo podía sentir la aguja mientras entró o salió. Durante el minuto o dos en que la aguja estaba debajo de la piel, probablemente usted no sintió nada.

Recuerde que si bien los niños diabéticos no son más susceptibles que los demás a las enfermedades infantiles usuales, las infecciones y virus menores pueden afectar el nivel de glucosa en los niños diabéticos, con frecuencia aumentándolo y formando acetonas. No se salte inyecciones de insulina cuando su hijo está enfermo con un resfriado o gripe, y no importa cuanto se suplique a través de un sinfín de gérmenes; no se salte los chequeos regulares de la sangre. Es más importante en los días de enfermedades que en cualquier otro tiempo, puesto que muchas medicinas líquidas (tales como antibióticos, jarabes para la tos, remedios para el estómago) contienen gran cantidad de azúcar. Tenga conciencia de esto cuando le compruebe la sangre a su hijo en tales días, y no se alarme demasiado si su nivel de glucosa es alto. Si pasa de los 240 mg/dl, entonces compruebe la orina para el nivel de acetonas.

Asegúrese de que su hijo beba mucho líquido. Si continúa con su dieta normal, los líquidos extra no deben ser azucarados. Pero si la gripe o virus que padece lo han dejado sin apetito, cerciórese de que los líquidos reemplacen las calorías que necesita tomar. Zumo de manzana, una bebida "Gatorade," y zumo de uvas tienen alto contenido calórico y son buenas elecciones cuando su niño no esté comiendo nada más. Cuando Casey tuvo un virus en el estómago y se sentía demasiado mal para comer, nosotros le dábamos chupa-chups. Así ingería suficientes calorías y a ella le encantaban.

Llame a su especialista si su hijo está siguiendo alguna medicación o si tiene alguna pregunta acerca de los procedimientos a seguir en un día de enfermedad; y tenga cuidado de seguir las indicaciones de dosis de insulina e inyecciones.

Para hacer la aplicación de la inyección más fácil, (tanto cuando el chico goce de buena salud, aparte de la diabetes, como cuando esté enfermo) usted puede tal vez querer servirse de la nueva tecnología existente para ello. Varias compañías manufacturan dispositivos para poner la aguja de las inyecciones en el ángulo correcto. Al mismo tiempo que ayuda al ángulo de la aguja, estos utensilios tensan la piel para la inyección y hacen que el pinchazo se realice de forma rápida. Es posible poner una inyección perfecta sin estos utensilios, sin embargo puede usted querer servirse de las ventajas de esconder la aguja en el momento de poner la inyección para hacérselo más fácil a usted y su niño. Sale nunca utilizó esto cuando le ponía las inyecciones a Casey, pero a Casey misma le gustaba utilizarlo cuando comenzó a ponerse las inyecciones ella misma.

Además, las jeringas normales no son ya la única manera de

inyectarse insulina. Hoy en día las compañías de equipamiento para diabéticos ofrecen lapiceros que están recargados previamente e inyectan la insulina con sólo oprimir un botón. También existen bombas de larga duración que van suministrando de insulina al cuerpo de forma lenta durante todo el día. El lapicero de insulina, que parece una pluma estilográfica y se llena con recambios de insulina, puede simplificar las inyecciones de antes de comer. Estos lapiceros son ajustables, para variar la cantidad de insulina a inyectar. Como las agujas del lapicero son tan finas, muchos pacientes encuentran que las inyecciones con él son menos dolorosas que con las jeringas regulares.

Los infusores, que mantienen un conducto abierto en la piel para las inyecciones, pueden también facilitar el proceso—piense en ellos como una "línea telefónica abierta" al flujo sanguíneo de su niño.

Los inyectores a chorro, sin aguja, pasan insulina a alta presión a través de la piel. No están exentas totalmente de dolor, y como son un poco molestas, no se recomiendan en general para los niños.

Los investigadores están tratando de inventar sprays nasales de insulina. El interior de la nariz es bueno para conducir sustancias al flujo sanguíneo, ya que éste está recubierto de membranas de mucosa. Si bien esta tecnología aún no está disponible, esto es un ejemplo más de cómo los médicos están trabajando para simplificarles la vida a los niños diabéticos. Pregúntele a su médico que método funcionará mejor para ustedes.

No existe duda alguna de que la ciencia de la diabetes está avanzando, y de que las insulinas y el instrumental técnico están mejorando continuamente. Pero hasta que se encuentre una cura, los diabéticos van a tener que continuar siempre haciendo un poco de juegos de malabarismo. Su médico le dará indicaciones precisas acerca de la dieta y la dosis de insulina de su hijo. Lo que sigue es un repaso básico de cómo funciona el sistema de intercambio y de cómo el ejercicio puede ayudar a controlar los niveles adecuado de azúcar en la sangre.

Si usted ha seguido alguna vez una dieta del tipo "Weight Watchers," las listas de productos dietéticos diabéticos de intercambio le resultarán familiares. El médico o dietético de su niño le prescribirá una cantidad diaria determinada de "intercambios de pan," "intercambios de carne" y de "intercambios de productos lácteos," etc. Usted y su hijo podrán planear sus menús basados en el número de "intercambios" para cada comida y cada tentempié. Ahora que existen controles más estrictos del etiquetado de las comidas, es fácil averiguar el contenido en gramos de grasa, proteínas, e hidratos de carbono que tienen la mayoría de las comidas que se ven en los supermercados. Ello le ayudará a determinar qué comidas puede comprar que provean la cantidad exacta de los mismos recomendados por su médico o dietético.

Tal como explica Lynne W. Scott; M.A., R.D./L.D., "las listas de intercambio son promedios utilizados para diferentes grupos de alimentos. Es una manera fácil de clasificarlos para que el diabético pueda llevar una dieta equilibrada." Scott, coautora de *The Living Heart Diet* (La dieta para un corazón vivo) y de *The Living Heart Brand-Name Shopper's Guide,* señala que es importante controlar la cantidad de porciones que ingiere su niño además del tipo de grasas que contiene cada comida. La cantidad de grasas saturadas (y en primer lugar las grasas animales) debería mantenerse baja ya que los diabéticos tienen mayor riesgo de sufrir enfermedades del corazón.

Pero no se preocupe en demasía con dar a su hijo las "comidas perfectas." "No lo obligue a comer los cosas que odia," advierte la Dra. Ginsberg, "porque ello convertirá las comidas en un campo de batalla, lo cual no es en absolutamente necesario para poder llevar a cabo el control de la diabetes."

"Es importante mantener la dieta que su médico y dietético hayan programado para el niño," dice Scott, "pero también es importante ser realista. El objetivo es que su hijo ingiera la cantidad de calorías necesarias para que se desarrolle y crezca."

Parte de este "realismo" consiste en aceptar que los niños se enfrentan a docenas de tentaciones en la escuela, en los cumpleaños, en casas de amigos cada día. "La parte más difícil para los niños," dice Scott, "es ver lo que otros niños están comiendo." Para hacer esto más llevadero, todos los padres que entrevistamos estuvieron de acuerdo con esto: hable a su dietético de qué hacer en días especiales como los cumpleaños y las vacaciones, y nunca decir "nunca"; más bien, muestre a su hijo cómo acomodar sus ejercicios y la insulina a lo que esté comiendo. "Yo le digo a mi hijo que se traiga sus dulces de las fiestas a casa," dice Susan Briston. "Los guardamos y los incluimos como tentempié o la comida extra que necesita para hacer deportes. Al no decirle que nunca puede comer este tipo de golosinas, me estoy asegurando de que no esté constantemente deseándola, lo que le podría jugar una mala pasada."

Por supuesto que aprender a equilibrar la comida y los ejercicios le llevará un tiempo a su hijo. Después de todo, cuántos niños de seis años comprenden lo que es una caloría, o tienen la capacidad matemática para sumar y multiplicar gramos por calorías. Pero hay cosas que usted puede hacer para enseñarle a su hijo a ser responsable de su dieta desde una temprana edad.

Lynne Scott explica que con niños de seis y siete años de edad, la madre en general es aún la responsable de lo que comen los niños. A esta edad se puede enseñar al niño qué tipos de comidas forman parte de cada grupo de intercambio. Conforme van creciendo, pueden aprender a medir cuánto puré de patatas cabe en media taza, qué equivale a una porción de pan. Un poco más adelante, pueden aprender a preparar sus propios tentempiés. Las actividades culinarias pueden ayudar a su niño a aprender a calcular la comida y a saber cómo hacer los intercambios.

En nuestra casa, experimentamos con snacks y recetas todo el tiempo. Por ejemplo, hacemos "pan de plátano" sin azúcar. Y como los plátanos ya son de por sí dulces, nos damos cuenta de que *no echamos en falta* el azúcar. Hemos aprendido a dirigir las recetas para que sean seguras para Casey y al mismo tiempo que no pierdan todo su sabor, teniendo en cuanta los consejos del médico. Compramos muchos libros de recetas para diabéticos, pero muchos de ellos no son precisos. Dicen "puede usted comer esto y aquello..." cuando en verdad a Casey le permiten a comer esas cosas más que muy de vez en cuando. Cada médico y cada dietético parecen tener su propia idea de cómo funciona una dieta—y el cuerpo de cada diabético reacciona de forma diferente a la comida.

Por ejemplo, algunas de las dietas que se pueden leer para diabéticos incluyen mucha fruta, pero nuestra médico dijo que Casey tenía que evitar las frutas muy azucaradas como las uvas, los melocotones, y las ciruelas excepto justo antes de hacer ejercicio.

Nosotros intentamos conseguir otras cosas que a ella le gusten para compensar, de forma que no se sienta privada. Por ejemplo, el tentempié de Casey cuando va a la escuela suele consistir en diez patatas fritas y un vaso de leche—comida que a casi todos los niños gusta. Antes de ser diagnosticada, a Casey no se le permitía tomar una bebida refrescante. Ahora le dejamos tomar una dietética como cosa especial. A medida que se va adaptando a la dieta de su niño, probablemente comprobará también que le da cosas especiales, porque hay tantas cosas que él *no puede* comer. En resumen, la dieta del diabético es sana., se puede vivir con ella (tanto literal como figuradamente). Nosotros intentamos que toda la familia la siga.

Además de seguir las prescripciones del médico para *qué* puede comer el niño diabético, es importante también atender al "cuándo." Los médicos en general recomiendan que las comidas sean ingeridas cuando la insulina está en su pico máximo (aproximadamente una media hora después de la inyección). De modo que si estamos comiendo afuera en un restaurante, no le damos su inyección a Casey hasta que nos hayamos sentado, por si la cena que reservamos para las 8 de la noche no es servida hasta las 8:30 porque hay otra gente cenando, y con ello no tenemos que preocuparnos de perder la hora de la inyección.

Cuando esté comiendo en un restaurante, asegúrese de hacer muchas preguntas: ¿qué tiene esta salsa? ¿Este pollo está frito o al horno? Si el camarero no comprende, explíquele que su hijo es diabético. Si el personal del restaurante sabe que usted no está siendo "caprichoso," normalmente no tiene problema en acomodarse.

¿Pero qué sucede cuando usted no está para hacer las preguntas o para asegurarse de que su hijo esté utilizando las respuestas para tomar decisiones responsables?

Acepte el hecho de que usted no siempre va a tener el control de cada bocado que su hijo ingiera. Después de todo, él no es una máquina, sino un ser humano con preferencias y humores diferentes, tal como todos nosotros. Los niños pequeños, por ejemplo, tienden a pasar por "fases" en la comida: ahora sólo crema de cacahuete, nada de verduras. Los adolescentes en general se rebelan comiendo lo que saben que no deberían comer. Aun cuando no se rebelen, muchos niños que han tenido diabetes durante años se dan cuenta de que comer algo que está prohibido no les va a enfermar—al menos no manifestando síntomas que se puedan ver o sentir. De forma que se olvidan de los riesgos y ceden a sus deseos y a la presión de sus compañeros.

Cuando Casey come comidas azucaradas que no son buenas para ella, en general no se suele sentir mal, a no ser que realmente le suba demasiado el azúcar en su sangre. Puede no sentir nada a pesar de que la hiperglucemia daña los tejidos con el paso del tiempo. Sin embargo si toma demasiada insulina y no come suficiente, su nivel de azúcar en la sangre baja y se siente muy enferma. Existe gran diferencia entre cómo se nota inmediatamente la baja de azúcar en la sangre y el tiempo que lleva notar que el nivel ha subido, lo cual contribuye a que muchos niños coman más para evitar que baje el nivel. Es decir que a Casey no la asusta tanto comer demasiado como comer demasiado poco, a pesar de que para su cuerpo sea mejor comer un poco menos.

Si su hijo come de más a sus espaldas, puede llegar incluso a intentar cubrir estos "ataques a la comida" alterando los resultados de las pruebas diarias. Es importante hacerle ver a su hijo que se está "saliendo del carril" y que es siempre mejor admitir lo que ha hecho que esconderlo. De hecho, si puede conseguir que su hijo le cuente cuales son las peores tentaciones que debe pasar, usted, el médico y/o el dietético pueden ayudarle, sustituyendo una comida por otra similar con menos azúcar, o compensando con ejercicio estas excepciones a la dieta.

Esta es una de las formas en que entra en juego el ejercicio, si bien ello no constituye simplemente un "parche." El ejercicio es—o debería ser—parte integral de la vida del diabético.

Como el resto de la familia, Casey siempre fue muy activa, de forma que no costó demasiado ponerla en una disciplina de ejercicio regular. Ahora bien, si el deporte favorito de su hijo es cambiar de canales, usted va a tener que hacer uso de un poco más de imaginación. Nosotros le compramos a Casey una cama elástica para saltar y que los otros niños también adoran. Es un ejercicio aeróbico muy bueno y además mucho más divertido que ejercitarse saltando simplemente.

Si usted y su esposo o esposa también necesitan ejercicio, ¿por qué no embarcar a toda la familia en un programa de ejercicios? Correr o nadar juntos es una excelente manera no sólo de hacer músculos sino de mantener a la familia más unida.

Puede que usted quiera tener unos videos de ejercicios a mano para cuando la lluvia parece inundar todas las regiones del continente. Los atletas de "fin de semana" que lo hacen por pasatiempo pueden permitirse suspender a causa de la lluvia, pero los diabéticos deben intentar mantener una disciplina lo bastante activa y regular.

¿Acaso demasiado de algo que es bueno puede ser demasiado? Solamente si no equilibra los ejercicios con la dieta y las dosis de insulina. Recuerde que cuando su hijo hace ejercicios físicos fuertes (por ejemplo esquiando o en un día de campamento), debe tener cuidado con el "síndrome del día siguiente." El efecto de bajo nivel de azúcar en la sangre puede que no ocurra hasta el día siguiente y puede durar hasta un día entero pasado el día en que se realizaron los esfuerzos extenuantes. Durante los periodos de tales esfuerzos físicos asegúrese de que su niño se esté comprobando la sangre con frecuencia.

"Usted puede ser un corredor de maratón," dice la Dra. Ginsberg, "pero debe ser capaz de explicarle a su médico no sólo *cuáles* son los ejercicios, sino también *cuándo* y con *qué intensidad* los realiza. El año pasado," cuenta ella, "tuvimos nuestra primera experiencia con una bailarina diabética. Nos llevó un tiempo ajustarnos a su diabetes, ya que su programa de actividades es tan inusual. Se levanta y hace ejercicio todo el día, y después ingiere una gran cena a media noche, después de su actuación. Pensamos que la mejor forma de controlar su nivel de glucosa sería una sola inyección a medianoche, régimen muy diferente al de otros pacientes." Para ilustrar hasta qué punto el ejercicio afecta los niveles de insulina, la Dra. Ginsberg nos contó que cuando la bailarina tomó unas vacaciones de un mes donde paró su programa de actuaciones y ensayos, necesitó entonces seis veces más insulina de la que estaba tomando antes.

Así que si su niño hace ejercicio, asegúrese de que su médico conoce los detalles del programa, no sólo cuantas veces a la semana su hija asiste a clase de danza, sino si baila durante una hora entera o si hace tres figuras en la barra y se vuelve a casa. ¿El jugador de fútbol de la casa corre alrededor de todo el campo, o hace de portero? ¿Su hija adolescente sigue el video de gimnasia de Jane Fonda, o simplemente lo sigue con la mirada? No existen respuestas correctas o incorrectas a estas preguntas, tan solo respuestas precisas. La información más exacta del tipo de actividades en la vida de su hijo contribuirá a que su médico pueda implementar un programa dietético y de insulina más adecuado y efectivo. En tanto que el nivel de ejercicio que su hijo hace, así como la dieta y las dosis de insulina que toma van a afectar su salud, es importante ser tan franco y realista con su médico como pueda.

A todos nos encantaría poder decir que nuestras familias comen y se ejercitan con una regularidad de reloj, pero en estos días en que las familias actuales tienen dos trabajos y agendas realmente ocupadas, ¿cuántos de nosotros somos capaces de hacerlo? Guarde el "show" de la familia perfecta para sus suegros, pero con su médico sea sincero.

Trabajar honestamente en conjunto con su médico le ayudará a controlar la diabetes de su niño. Sin embargo incluso si su hijo está controlándose regularmente, comiendo en los momentos adecuados y llevando adelante todas las prescripciones médicas en cuanto a dosis de insulina, ejercicios y tiempos, desafortunadamente su hijo tendrá eventualmente una reacción a la insulina. Es casi inevitable. No importa cuan bien preparado esté usted para una reacción a la insulina, tanto emocional como prácticamente, es duro no dejar que la primera vez—¡e incluso la décima vez!—le afecte mucho.

Los sentimientos de culpa parecen ser bastante comunes en los padres de diabéticos recién diagnosticados cuando sus hijos tienen una reacción a los cambios del nivel de azúcar en la sangre, pero es necesario aprender esto desde el principio: usted no puede tener a su hijo bajo control las veinticuatro horas del día.

A no ser que su familia tenga un arreglo especial que la dispense de los designios de las leyes de Murphy (una broma popular en los EE.UU. de cómo las cosas suelen salir al revés de lo que uno las quiere), la primera de estas reacciones sucederá en el momento más imprevisto y en el lugar menos adecuado. Aquel mes de agosto después de que Casey fuera diagnosticada, nos fuimos de vacaciones a Africa. Imaginando que la medicina allí no estaría al nivel que estamos acostumbrados en Nueva York, empacamos maletas llenas de equipo: jeringas, monitores de glucosa, insulina— nos sentíamos como una farmacia ambulante. Supervisamos cada bocado de comida extraña que Casey se llevaba a la boca, tratando de adivinar cuánto almidón o proteínas podría contener aquella comida cuyo nombre no podíamos ni pronunciar y mucho menos identificar.

Una tarde salimos con nuestros amigos adultos a ver las crías de leopardo y sus padres. Dejamos a los niños con una niñera y sus abuelos y amigos. Casey decidió darse una vuelta en una motocicleta para ver los animales locales. Después de todo, ¿quién viaja al Africa para quedarse leyendo historietas? Pero como la moto vibraba, Casey no se dió cuenta de que sus niveles de azúcar estaban bajando. Pensó que se estaba mareando a causa del viaje. Cuando se bajó de la moto y comenzó a caminar en dirección a la casa donde estábamos, los demás notaron que estaba muy pálida, y en seguida se quedó sin fuerza. Marita, la niñera, nos llamó por radio y le dijimos que le diera a Casey un poco de miel y después de diez minutos más, unas galletitas con manteca de cacahuetes, al tiempo que regresábamos a la casa. Cuando llegamos, Casey todavía estaba en cama, muy débil pero ya no tan pálida ni sudorosa—¡y *casi* tan asustada como nosotros!

La palidez y el sudor que sintió Casey son unos de los síntomas más comunes de la reacción. Otros síntomas a tener en cuenta son:

Debilidad
Temblor
Náuseas
Irritabilidad
Crisis de llanto
Sensación de estar borracho o confuso

Si usted o su niño notan alguno de estos síntomas, es necesario aumentar el nivel de glucosa cuanto antes posible. Un buen truco puede ser tomar un zumo de frutas, una golosina o pasta azucarada para decorar pasteles (que se puede adquirir fácilmente en el supermercado). Su hijo debe llevar encima algo de "azúcar rápido" en todo momento, para el caso de sentirse demasiado bajo de azúcar y no estar cerca de usted o de un refrigerador lleno de zumo de naranja. Caramelos y pequeños sobres de miel son cosas transportables que Casey siempre lleva consigo.

Recuerde dar a su niño la soda o refresco regular con azúcar, *no la soda dietética*, durante la reacción a la insulina. Como que la soda dietética no contiene azúcar, es absolutamente inservible para elevar otra vez el nivel de glucosa a niveles normales.

Si la reacción a la insulina es grave, o si el niño es demasiado pequeño para comprender lo que está sucediendo, puede necesitar forzar la comida. Si no logra que el niño coma nada, intente untar un poco de miel en sus encías. Se convertirá en glucosa en el flujo sanguíneo casi de inmediato. Manejar la diabetes en niños muy pequeños y lactantes puede ser especialmente duro durante la reacción a la insulina. Un niño de dos años de edad no puede decir cuándo se siente mareado y uno de un año no se da cuenta de por qué es importante que coma *ahora*.

Si no está seguro de si el niño está o no teniendo una reacción a la insulina, es mejor reaccionar un poco de más que actuar de menos. Aun cuando resulte que su hijo *no está* en una emergencia, un poco de azúcar rápido extra no puede dañarle, en cambio ignorar una reacción sí. Tratamos de tener siempre con nosotros el monitor de glucosa de Casey, para saber si su nivel de azúcar está bajo cuando hay indicios de un problema.

Alrededor de diez minutos después de que el niño ha tomado el azúcar, haga un seguimiento con un tentempié con proteínas o hidratos de carbono, tal como un bocadillo de pavo o unas galletitas con manteca de cacahuetes. (Nosotros utilizamos manteca de cacahuetes natural ya que tiene menos contenido de azúcar y los cacahuetes no reciben tratamiento con insecticidas.)

En casos más graves de shock de insulina, pueden ser necesarias las inyecciones de glucagon. El glucagon lleva glucosa al flujo sanguíneo inmediatamente y se inyecta en la parte trasera si el niño no está lo suficientemente alerta como para beber o comer. Si su médico le recomienda tener glucagon en su arsenal de equipos para combatir la diabetes, no dude en adquirirlo y en *llenar* un formulario para la receta médica tan pronto como le sea posible después que su hijo haya sido diagnosticado. Tenga una botella en casa y otra de repuesto en el colegio para emergencias. Asegúrese también de que la enfermera escolar y los profesores del niño sepan en qué circunstancias se administra el glucagon, y cómo se hace.

Desafortunadamente, las reacciones ocasionales a la insulina forman parte de la vida del diabético. Pero si su niño parece estar teniendo *demasiados* episodios de hipoglucemia, va a necesitar trabajar con más cuidado para prevenirlos. He aquí algunas medidas que su médico puede recomendar:

1. Aumente la frecuencia de las pruebas de sangre del niño. Tal vez los episodios frecuentes sigan una pauta de bajas de glucosa. Cuanto más comprendan cómo funciona el flujo de glucosa del cuerpo de su niño, mejor podrán controlarlo.

2. Haga que su hijo tome tentempiés entre comidas. Muchas pequeñas comidas seguidas durante el día pueden ser más efectivas para mantener el nivel de glucosa estable que las tradicionales "tres comidas," que imponen rápidamente grandes cantidades de glucosa en el flujo sanguíneo y después no ofrecen más azúcar a la sangre durante varias horas.

3. Ofrézcale un tentempié antes de irse a la cama si el nivel de

azúcar no está demasiado alto. Ello contribuirá a mantener el nivel de glucosa en la sangre de su niño en los niveles sanos mínimos mientras duerme. Las bajas durante la noche pueden ser peligrosas. Es por esto que los médicos recomiendan tomar un control del nivel de azúcar en la sangre a medianoche por lo menos una vez a la semana. Hable con su médico para saber qué solución de las enunciadas prefiere en este caso.

Si su hijo sí tiene una reacción de insulina mientras duerme, probablemente no recordará nada al despertar. El cuerpo tiende a compensar una hipoglucemia durante la noche con un alza en el nivel del azúcar, dejando al niño con un dolor de cabeza o de estómago y un nivel alto de glucosa por la mañana. Si su niño se queja frecuentemente de dolores de cabeza por las mañanas, o parece recordar muchas pesadillas, es probable de que necesiten hablar con su médico sobre algunas medidas a tomar antes de irse a la cama para evitar este fenómeno (conocido como el efecto somyogi) y poder mantener el control durante la noche.

Sale acostumbraba a medir el nivel de azúcar en la sangre de Casey cada noche entre medianoche y las dos de la madrugada mientras Casey dormía, porque durante un tiempo ella se despertaba con niveles de 200 de azúcar en la sangre en las mañanas. Después de medir su nivel de glucosa cada hora durante la noche, descubrimos que tenía una baja mientras dormía y luego rebotaba, lo cual daba lugar a su lectura alta de azúcar por las mañanas.

Si usted visita a su médico después de que su hijo haya tenido un episodio de hipoglucemia, debe contárselo al médico. Las reacciones de insulina pueden llevar a niveles altos de azúcar en la sangre, puesto que la reacción libera las reservas de glucosa del cuerpo, que se combinan con el azúcar extra ingerido para contrarrestar la hipoglucemia—una especie de efecto de rebote. Por ello, asegúrese de contarle a su médico si hubo una reacción a la insulina antes de la consulta médica. De lo contrario, el médico puede pensar que esta subida es causada por bajo nivel de insulina cuando en realidad el problema es el opuesto.

Si su hijo en efecto *está* teniendo niveles extremadamente altos de azúcar en la sangre, contacte al médico de inmediato. Si ha estado llevando un control frecuente y adecuado, seguramente podrá detectar el problema antes de que esté fuera de control. Pero si observa alguno de los signos que precedieron el diagnóstico del niño (excesiva sed o ganas de orinar, piel seca y fría, respiración profunda, vómitos, pérdida del conocimiento) llame a su médico *inmediatamente*. Si se mantiene sin detectar, la acetoacidosis (la condición en la cual el nivel de azúcar en la sangre es tan alto que las acetonas son expulsadas) puede ser muy peligrosa.

Afortunadamente, los niños con una diabetes bien controlada pueden evitar estos extremos ansiosos del espectro del azúcar en la sangre. Sin embargo un buen control no sucede por sí solo. Depende de su tiempo y atención. Trabajar en conjunto con su especialista de diabetes y con lo que sus propios instintos le dicen sobre el niño y su salud, pronto podrá poner en marcha un plan que ayude a su hijo y a usted a mantenerse tan sano y bajo control como sea posible. Si le está siendo difícil motivar a su hijo para hacerle pensar más allá del lunes que viene acerca del precio de su salud a largo plazo, puede intentar recompensar sus esfuerzos para mantener la disciplina con algunos premios a corto plazo. Algunas cosas no tienen por qué ser costosas para reforzar el comportamiento responsable de su hijo hacia su diabetes, y alcanzar objetivos a corto plazo pueden animar a su niño a mantener ese comportamiento y seguir las recomendaciones del médico semana a semana, mes a mes. Ahora más que nunca, el minucioso control del azúcar en la sangre no es tan sólo el sueño del diabético sino que es una meta realista y realizable.

6
Cómo criar al niño diabético

Día a día, la parte más dura de enfrentar con un niño diabético no son las inyecciones o las pruebas; éstas sólo afectan al niño y a quien sea que se las administre. Para la familia, con frecuencia lo más difícil es luchar con los cambios de humor en el niño.

Aunque no todos los diabéticos experimentan cambios de humor repentinos, son muy comunes y pueden tener un origen médico. Cuando la insulina del diabético está por alcanzar su pico, el azúcar en la sangre desciende—junto con su humor. El problema no consiste tanto en que el azúcar en la sangre esté *bajo,* sino en que desciende tan *deprisa* porque no ha tenido comida para estabilizarse.

Estos cambios repentinos de humor pueden ser particularmente difíciles de manejar porque cuando sucede en medio de lo que llamamos un "cambio hormonal," la mayoría de los diabéticos ni siquiera aceptan que se están comportando de forma irracional. Al igual que otros que sufren cambios inducidos por hormonas (tal como el PMS, o síndrome pre-menstrual), el diabético en medio del cambio de humor repentino en general no se da cuenta de lo que está pasando. Si alguna vez ha visto el anuncio en la TV sobre un medicamento para tratar el PMS con la mujer gritando por teléfono "¡No, *no* soy maniática!," es algo muy similar a lo que sucede con el diabético, a diferencia de que en el segundo caso esto no sucede una vez al mes sino con mayor frecuencia.

De acuerdo con los médicos, los cambios repentinos de humor

pueden tener diversas causas: "Parte del humor del diabético está relacionado con el azúcar," explica la Dra. Ginsberg, "pero hay también otros factores, por lo tanto no se puede atribuir cada cambio de humor al azúcar."

"Hay que ser coherente en la forma de tratar los cambios repentinos de humor," dice la médico, puntualizando que este problema puede ser especialmente duro con niños pequeños ya que éstos no pueden aún verbalizar sus sentimientos o sus necesidades de hidratos de carbono rápidos. "Si usted piensa que este mal humor está relacionado con un problema de azúcar," dice el médico, "tómele el nivel de azúcar. La mitad de las veces, con los más pequeños, encontrará que no hay motivo para preocuparse. Pero si es un problema de azúcar" dice el médico "ocúpese de él. De otro modo, acepte el problema como lo que es: un simple mal humor. Los niños de dos años con diabetes tienen ataques de mal humor, pero también los tienen los niños de dos años sin esta enfermedad."

Una madre que entrevistamos en California cristalizó este enfoque de forma muy sucinta: "Trate a su hijo primero como a un niño," dice la Sra. Singer. "Un cambio de humor no tiene por que ser siempre un problema de azúcar."

Lidiar con firmeza con los cambios de humor de los niños diabéticos unas veces resulta más fácil que otras. Después de todo tienen tantas cosas con las que lidiar ellos mismos a causa de su diabetes, que parece un poco injusto hacerles culpables de sus cambios de humor hormonales. Consecuentemente, creemos que es muy importante tener a Casey en el mismo nivel de comportamiento que nuestras otras dos niñas. Todos los padres con los que hablamos estuvieron de acuerdo.

"Se hace difícil no consentir a mi hija," explica Nancy S., una madre que ha criado a su hija diabética durante los últimos diez años, "porque mi sensación de culpa es bastante ilimitada. Sé que no existe ninguna forma de compensarle todo el dolor que ha soportado. Pero pienso que yo podría hacer algo para incluso empeorar la situación, y esto sería no darle a la niña un conocimiento de las consecuencias de sus actos. Mientras crecía, nuestra hija veía que a sus hermanos los castigaban cuando se portaban mal, y ella sabe que esto es lo que sucede cuando haces algo malo, entonces la castigamos a ella también."

"Me siento tan culpable de la diabetes de mi hija que a veces dejo que se salga con la suya." dice otra madre que tiene que lidiar con la tarea particularmente difícil de educar a un adolescente diabético. Enfrentemos los hechos: cualquier niño intenta manipular a sus padres si sabe que se puede salir con la suya. Aún más, cuando usted está clavando agujas en su niño todo el día, puede resultar más fácil para su hijo servirse de sus sentimientos de culpa para poder manipularle a usted. Es por ello que nuestro equipo médico hace que los padres se pongan inyecciones unos a otros. "Si los padres saben lo que se siente realmente al ponerse una inyección," explica Paula Liguori, "entonces no se sentirán tan culpables al ponerla."

Los niños diabéticos aprenden rápidamente que la hora de la cena es especialmente apropiada para manipular a los padres, afirma la psicoterapeuta Maryann Feldstein, que trabaja mucho con familias de niños con enfermedades crónicas. "Si no me compras ese juguete—amenazan—no me comeré la cena." Sin embargo, no caiga en esa trampa. Un poco de firmeza va a beneficiar a su hijo a largo plazo.

"Al mostrarle a nuestra niña que *no puede* hacernos bailar al son que ella quiera," dice Nancy S., "al mostrarle que sus acciones tienen consecuencias, le hicimos darse cuenta de que nosotros, sus padres, íbamos a ser consecuentes con ella y los otros hijos. Si no lo hiciéramos así, tendríamos una maniática entre manos. No sólo eso, sino que tendríamos una niña realmente disminuida, ya que le estarían faltando las cualidades para relacionarse con el mundo."

Muchos padres entrevistados nos contaron que no sobreproteger a sus hijos era una de las partes más duras de criar a un niño diabético. Tal como dijeron Nancy S. y los demás padres con los que hablamos, los expertos están de acuerdo en que darle a su hijo el suficiente espacio para ser un niño es una parte crítica de su bienestar. "Los niños que han sido sobreprotegidos durante sus primeros años escolares tienden a tener problemas con sus habilidades para ser sociables, como por ejemplo hacer amigos," advirtió Lawrence Kutner, en su columna semanal sobre padres e hijos del *New York Times*, en la primavera de 1991. "Puede que no sepan cómo manejarse con las pruebas y bromas u otros ataques verbales de sus compañeros de clase. A no ser que estos niños desarrollen estas capacidades, van a tener dificultades en el manejo de sus relaciones sociales."

Si este último párrafo le ha alarmado, por favor léalo nuevamente con cuidado. El peligro no es inherente a la diabetes, sino en la sobreprotección que suele acompañar a la enfermedad. Criar al niño diabético está plagado de desafíos, pero lo mismo sucede con criar a *cualquier* niño. Los desafíos a los que nos enfrentamos como padres de diabéticos se hacen más soportables si uno se acuerda de mantener esta perspectiva y tratar a sus hijos lo más normalmente posible.

Recuerde que los niños pequeños—aún los enfermos crónicos—en general son muy flexibles, y pueden adaptarse a situaciones duras de vida tal como la diabetes. Nosotros nos asombramos de la rapidez con que Casey se adaptó a su nueva rutina. Aún siendo sus padres, nos impresionó su habilidad para manejarse con las inyecciones y agujas y las pruebas de sangre, la rutina y la comida.

Pero también se hizo cada vez más claro para nosotros al ir escribiendo este libro cuán diferentes eran las perspectivas de Casey de las nuestras propias. A veces es difícil recordar que los niños tienen su propia visión de las cosas, con frecuencia diferente—y más clara—desde el otro lado de la jeringa.

De manera que hable de sus sentimientos con su hijo, y utilice la información de esos sentimientos como guía para desarrollar una estrategia lo más adecuada posible a la personalidad y edad de su niño. Por supuesto que estas percepciones y nivel de comprensión son tan individuales como sus huellas digitales, pero he aquí algunos elementos de guía con los cuales los psicólogos en general están de acuerdo y que pueden afectar las reacciones de su hijo a la diabetes.

Puede parecer extraño, pero los niños diagnosticados con diabetes desde la tierna infancia parecen desarrollar mejores mecanismos para lidiar con la diabetes que los niños que son diagnosticados más tarde en su infancia, porque la diabetes en aquéllos casos es la única vida que conocen. Cuando ya son suficientemente mayores para comenzar a preguntarse "¿Por qué yo?," ya se han acostumbrado por lo menos a las agujas, la dieta y las pruebas de sangre. Pero criar a un niño diabético puede ser extraordinariamente estresante para los padres. "La parte más difícil," dijo una madre entrevistada, "es no saber cómo se está sintiendo el niño. Tenemos que hacerle pruebas de sangre constantemente, para evitar el problema de que el azúcar en la sangre baje."

Si tiene un bebé diabético, puede esperar que se desarrolle a un paso normal. La diabetes no afecta al desarrollo, y su hijo puede comenzar a sentarse, caminar y comer a la misma edad que si estuviera completamente sano. Pero no se sorprenda si su hijo da unos pasos hacia atrás en su desarrollo justo después de ser diagnosticado y hospitalizado. Los datos psicológicos muestran que la hospitalización puede causar regresión en los niños pequeños. Un niño que ya bebía de la taza puede regresar al biberón, y uno que ya comenzaba a caminar puede "olvidar" temporalmente como se hacía. Una vez que su bebé vuelva a casa, ganará ese terreno nuevamente, pero dado que es tan difícil comunicarse con bebés y lactantes acerca de sus sensaciones y emociones, su bebé diabético necesitará mucha atención, explicaciones y sentirse seguro.

Es difícil para un bebé entender para qué necesita su "medicina" cuando se está sintiendo bien. Usted debe insistir en que la insulina es lo que le ayuda a *mantenerse* bien. No le diga, "te hará sentir mejor" (No sólo porque ello no es verdad, ya que la insulina no es una cura, sino porque es difícil de comprender para un niño pequeño).

Durante los años preescolares, en general los niños saben que un adulto, padre o médico, acercándose a ellos con una aguja significa dolor. Les es difícil comprender que este "dolor" es algo que de hecho los está ayudando. El mismo tipo de visión propia que tiene del mundo, que hace que el niño en edad preescolar crea que la luna está posada en su ventana y que el sol se levanta porque ellos *necesitan* la luz, le lleva a pensar que su enfermedad es un castigo por algo que ha hecho mal. De modo que intente no reforzar esta creencia regañándolo si se mueve cuando se le está pinchando el dedo, o está tratando de evitar una inyección. Por el contrario, elógiele si se mantiene quieto y coopera.

Cerciórese de que el niño no vincule el tener un "buen" nivel de azúcar en la sangre con ser bueno. Ponga especial atención en no llamar los niveles de sangre "buenos" o "malos", sino "altos" o "bajos," siguiendo las indicaciones de Paula Liguori, de lo contrario el niño interiorizará el mensaje de que él es malo aún cuando está siguiendo su régimen perfectamente y sus niveles de azúcar en la sangre son demasiado altos o bajos por razones diferentes como estrés o cambios de actividades.

Para hacer que el momento de la inyección sea más llevadero, intente reforzar los comportamientos positivos más que insistir en criticar los negativos. "Si usted le da un valor al nivel de azúcar en la sangre del niño, ello puede dañar gravemente sus sentimientos de auto-estima," dice Paula Liguori. "Y el daño producido por esto puede ser mucho peor que una pequeña fluctuación del azúcar." La madre de un niño de nueve años que ha estado enfermo desde la infancia nos dijo: "El desafío mayor de criar un niño diabético es el mismo que el de criar cualquier niño: estar seguro de que crezcan con una auto-imagen positiva."

Si se concentra demasiado en el nivel de azúcar en la sangre de su niño, o si se refiere a él como si fuera un número puede dificultar la tarea, dice Paula Liguori. "Muchos padres utilizan la palabra resultado para describir los niveles del niño, y nosotros desaconsejamos este procedimiento. No se trata de una prueba para medir el coeficiente de inteligencia o el rendimiento (como el S.A.T. en los EE.UU.). No se trata tampoco de una medida de valor."

Aun cuando esté usted preocupado por la salud de su hijo, no lo vuelva—ni tampoco se vuelva usted—loco en su persecución del nivel "perfecto" de azúcar en la sangre, o centrándose en las posibles complicaciones que puedan surgir más adelante. Este comportamiento no puede resultar más que en su contra. Tal como lo explica Sula Wolf en *Children Under Stress*: "Cuanto más ansioso esté el niño sobre su enfermedad y su futuro y cuanto más culpable se sienta, más predispuesto estará a tirar las precauciones por la borda, saltarse las restricciones de la dieta y a estar obstinadamente agresivo con sus padres y médicos cuando le recriminen por ello." Obsesionarse por los niveles de azúcar en la sangre (a cualquier edad) incrementa la ansiedad. Si los niveles de su niño no están funcionando bien de forma continuada, puede que tenga que reformular su régimen de control. Hable con el médico.

A medida que su hijo va creciendo (o si ha sido diagnosticado entre las edades de 8 y 12 años, como ocurre en muchos casos de diabetes tipo I), va a ir comprendiendo que su diabetes lo vuelve diferente que sus compañeros—y puede tender a sentir que para compensar, debe ser super-perfecto en las restantes áreas que le quedan. Debemos enfrentarnos al hecho de que hoy día los niños están sometidos a grandes presiones sobre su "rendimiento" ya estén sanos en un 100 por ciento sean enfermos crónicos. Tal como indicó una madre entrevistada, "No importa cuán enfermo esté su hijo, usted siempre desea que alcance su máxima potencialidad." Ello está muy bien—y la estimulación de los padres es en parte lo que motiva a los niños a mejorar y ser excelentes—pero tenga cuidado de no hacer que su hijo sienta que porque tiene diabetes tiene que ser dos veces mejor que sus compañeros en todo lo demás. No sólo esto es injusto e irrealista, pues puede incluso hacerle sentirse castigado por la diabetes, sino que a su vez genera la falsa creencia de que de alguna manera, al final, el tener diabetes debe ser en parte por su culpa.

Entre los 8 y 12 años de edad, aumenta de forma significativa la capacidad para comprender que la diabetes es una enfermedad y no un castigo. Tal como lo indica Paula Liguori: "Los niños de 8 años son geniales, porque siempre quieren demostrar cuánto pueden hacer y lo valientes que son." Patti Kenan, cuyo hijo fue diagnosticado a la edad de 5 años, dice que el desafío mayor para ella es tener un niño de seis años que es tan independiente. "Los niños diabéticos crecen tan rápido," dice. "Es importante dejarles ser niños y hacer lo que hacen los demás niños—en la medida en que no dañe su diabetes."

"Usted debe aprender a supervisar, al tiempo que le da al niño la responsabilidad de aprender a cuidarse y controlarse a sí mismo," dijo otra madre de la región Centro-Oeste de los EE.UU. "Déjele participar en la medida de sus posibilidades."

Los niños diabéticos pierden un poco de la espontaneidad tan característica de la infancia. Heredan una gran responsabilidad desde el momento del diagnóstico, y con frecuencia se vuelven "adultos en miniatura" inmediatamente.

"La diabetes se convierte en su campo de ostentación," dice Paula Liguori refiriéndose a los niños de ocho años con los que trabaja. "Si la forma que tienen de enorgullecerse es a través de probarse la sangre perfectamente e interesarse en ponerse las inyecciones a sí mismos, ello es genial."

Déjele *ser* genial...y no critique la independencia creciente de su hijo. No se trata para nada de rechazo, sino de una aceptación—aceptación de la responsabilidad, dicen los médicos, y de la realidad de que hasta que no se halle una cura para la diabetes, cada diabético debe cuidar de su propia enfermedad.

Además, toda esta autodeterminación puede volar por la ventana cuando su hijo llegue a la adolescencia. "El problema con los adolescentes," dice Paula Liguori, "es que un día se sienten mayores y hacen todo lo que se supone que tienen que hacer, y al día siguiente se comportan de forma totalmente irresponsable. Por ello es importante no darle toda la responsabilidad de la diabetes a su hijo aún cuando parezca que es perfectamente capaz de tomarse todas las pruebas y ponerse las inyecciones él mismo (o ella misma)."

Es una ironía. Cuanto más crece el niño, más importante parece ser para él el que pueda controlarse el azúcar en la sangre él mismo. Pero por desgracia, cuando llegue a la adolescencia probablemente seguirá menos su régimen.

Cuando están por cumplir doce años, aún los niños más buenos pueden convertirse en estos adolescentes monstruosos. La rebelión es parte normal del adolescente, pero el adolescente diabético tiene un arma muy real y poderosa: si quiere castigar o vengarse de padres o compañeros—o del mundo—puede suspender sus inyecciones o comenzar a comer alimentos que son perjudiciales para su salud.

Debido a que la juventud tiene un sentido de la inmortalidad, les cuesta aceptar que lo que están haciendo es perjudicial para su propia salud; ellos sólo saben que están volviendo locos a sus padres, ¡que es exactamente lo que quieren!

Si su hijo adolescente está utilizando su diabetes como arma contra usted, intente no hacer de la diabetes el campo de batalla; en una batalla existe un lado que debe ganar—y si su hijo percibe el hecho de seguir su régimen como "perder la batalla," puede luchar aún más fuertemente por demostrar que él está al mando—y por ello se cuidará aún menos.

Separarse de los padres es una tarea importante dentro del desarrollo del adolescente, y el sentir que aún dependen de mamá y papá a causa de la diabetes sólo ayuda a que el hijo esté aún más resentido contra la enfermedad (y a veces contra los padres). Por lo tanto, encontramos de gran ayuda que Casey tuviera alguien fuera de la familia con quien hablar, quejarse y apoyarse y que no tenga que compartir ni con sus hermanas ni con nosotros.

Estamos encantados con la psicóloga que ha estado viendo, y les recomendamos a los padres de adolescentes con diabetes que busquen a alguien, sea un terapeuta, médico, o incluso un amigo de la familia, con quien el adolescente pueda hablar. Ni aun el mejor terapeuta puede suavizarle los años de adolescencia a su hijo (o a cualquier hijo). Pero un terapeuta formado o un consejero sensible sí puede ayudar al hijo a expresar su individualidad y sus frustraciones en formas que no sean dañinas a largo plazo. La edad entre trece y dieciocho años es el tiempo más difícil para la persona con diabetes—tanto como lo es para *cualquier* hijo (¡y sus padres!). Pero los años de la adolescencia pueden ser especialmente duros para las familias de los diabéticos porque, como asegura Penny Buschman, "El tratamiento de la enfermedad aporta un campo completamente nuevo para las batallas entre padres e hijos. El pre-adolescente o adolescente utilizará su enfermedad para su "actuación" tal como lo hace en otras áreas. ¿Qué sucede cuando un adolescente va a una fiesta? Sabe que supuestamente no puede tomar Coca Cola, pero la mitad de los adolescentes con los que trabajo caen en eso ocasionalmente. Con frecuencia dejan los papeles de caramelos y dulces por ahí para que los padres vean que anduvieron comiéndolos." Otros adolescentes hacen su "actuación" con sus regímenes de insulina. En parte lo hacen para "probar" a los adultos, para saber si los adultos realmente saben de lo que están hablando cuando amenazan con las consecuencias de saltarse una inyección. "Ya es difícil en sí sobrevivir los años de la adolescencia para las familias," dice Buschman, "pero cuando existe un peligro físico, la tensión es aún mayor."

Cuando están bajo presión, es conocido que los adolescentes (*todos* los adolescentes) entran tempestuosamente a sus cuartos, dan portazos, se niegan a hablar con nadie durante días. Pero es esencial que usted y su hijo mantengan las vías de comunicación abiertas, y que puedan hablar sobre las presiones de los compañeros que suelen hacer que los años de la adolescencia sean una prueba para todo adolescente—y tan llenos de desafíos para los que tienen diabetes. Todas las cosas que padres advierten a sus hijos adolescentes son especialmente peligrosas para su hijo, de modo que es importante que le dé todas las "charlas típicas" sobre determinados temas de forma que su hijo lo escuche. Beber con exceso o abusar de drogas es tonto para todos, pero más especialmente para un adolescente que, bebido o drogado, puede olvidar probarse la sangre o ponerse su inyección. Por añadidura, el alcohol se convierte rápidamente en azúcar, siendo muy dañino para el diabético. Debido a que la marihuana incrementa las ganas de comer al tiempo que disminuye la capacidad de razonamiento lógico, fumarla es desaconsejable para personas que deben guardar un control en sus dietas y tomar decisiones con la cabeza clara sobre la cantidad que deben comer y el momento para hacerlo.

Aún una o dos cervezas pueden representar un daño para el adolescente diabético, por razones menos obvias. Un chico con aliento de alcohol será tomado por borracho por la policía, aun cuando sólo haya probado unos sorbos. Imagínese la siguiente escena: Su chico adolescente toma medio vaso de cerveza más o menos en una fiesta, y aún sobrio, conduce el coche a casa. Su nivel de azúcar comienza a descender y hace un vaivén en la carretera, haciendo que la policía lo pare. El policía, notando el olor a alcohol y el hecho de que el chico no puede andar en línea recta, lo lleva a la comisaría de policía para interrogarle—o tal vez sólo para asustarlo un poco. El tiempo que pasa en la comisaría sin comer puede contribuir a un choque serio de insulina .

Si el chico no le escucha a *usted* cuando hablan de estos temas, busque un adulto que *no sea* uno de los padres o profesores con quien su hijo sí hablará. Un tío o tía, o un amigo cercano a usted, puede servir como puente para hablar de las preocupaciones que su hijo puede no querer compartir con usted. Por supuesto que todos queremos pensar que nuestros hijos están siendo 100 por cien sinceros con nosotros el 100 por cien del tiempo, pero ¿acaso era usted así de sincero con sus padres? ¿Conoce alguien que lo fuera? Los chicos necesitan tener secretos aparte de sus padres, es parte de su proceso de separación. Pero con los chicos diabéticos cuyos "secretos" pueden tener incidencia a largo plazo en su salud, es importante que alguien tenga un panorama global de lo que sucede en la vida de su hijo. Si el médico puede hacer de puente, tanto mejor. El o ella sabrá si el comportamiento del chico es peligroso, y podrá dar consejos prácticos para manejar las situaciones que se presenten.

Los años de la adolescencia están llenos de peleas entre padres e hijos en todas las familias, pero si su hijo tiene diabetes, recuerde: antes de pelearse, piense cuidadosamente cómo pelearse. Habrá sin duda momentos de desacuerdo entre usted y su chico acerca de aspectos de su régimen de tratamiento, y es importante que usted se mantenga firme en estos temas. Pero todo chico necesita un poco de libertad de movimiento para probar diferentes maneras de comportarse y para hacer enfadar un poco a sus padres. Cuando su hijo tiene que lidiar con una larga lista de mandamientos como parte de la vida con la diabetes, ese espacio de libertad de movimiento es aun más preciado—y tanto más importante para el creciente sentido de sí mismo que tiene el chico.

Para Casey, cuyo colegio tiene un uniforme y reglas de conducta muy estrictos, era un desafío encontrar un área donde poder rebelarse. Pero como casi todos los adolescentes, estuvo a la altura de esas circunstancias y pudo inventar cómo torearnos sin tener que enfrentarse a ser expulsada del colegio o tener complicaciones de la diabetes: ella decidió centrar la línea de batalla en su peinado, y nosotros decidimos que en el interés de toda la familia, era mejor no cruzar—ni siquiera amenazar—esa línea.

¿Acaso el rubio oxigenado con raíces oscuras es el peinado ideal para nuestra hija adolescente? En absoluto—aunque lo preferimos al azul eléctrico o a una cabeza rapada. Pero el elegir esta forma de reforzar su independencia no afecta a Casey más que el tiempo que le lleva al pelo volver a su color rubio miel natural. Saltarse inyecciones o ingerir bebidas alcohólicas, por otra parte, podría tener consecuencias que pueden durar hasta o durante toda su vida adulta tanto para ella como para cualquier chico diabético. Por ello mantuvimos el tema del peinado como si *no* fuera un tema importante, recordando diariamente que "un año de peinado malo" era mejor que una reacción seria de hipoglucemia.

Usted no tiene por qué adorar el peinado de su hijo—o ese cuarto agujero de pendientes que se ha hecho, o su aspecto desaliñado. Pero cuando se trata del aspecto de su hijo adolescente, tal vez sea mejor mirar para otro lado. Guarde su insistencia y autoridad de padre para temas del tratamiento de la diabetes y la disciplina de los ejercicios—que es lo que va a afectar a su hijo a largo plazo.

"Preste atención a las necesidades especiales de la adolescencia," aconsejaba Lawrence Kutner en su columna sobre padres e hijos hablando de los niños con enfermedades crónicas. "Los chicos de estas edades están luchando por ser independientes de sus padres. Una forma de lograrlo es tomando más decisiones propias, para no tener que centrarse en el cuidado de su salud como punto de rebelión."

Para poder mantener la rebelión natural en el adolescente en los límites del comportamiento no destructivo, la Dra. Ginsberg sugiere que "se dé por vencido en el tema del cuarto desordenado o el peinado o corte de pelo. Asegúrese de que su hijo adolescente sepa que el ponerse su inyección de insulina es un tema en el que no está dispuesto a negociar. A veces llegamos a hacer tratos con nuestros pacientes," agregó. "Un adolescente dice 'Si mi padre me deja que me ponga un pendiente en la oreja, entonces me pondré las inyecciones.' Animamos a los padres a aceptar esto. Después de todo, si el chico decide dentro de diez años que no le gusta más el agujero, puede dejarlo que se cierre, pero si arruina su sistema nervioso, eso sí es irreparable."

De forma que déle un poco de su libertad al chico para escuchar su música fuerte ó ponerse los calcetines de dos colores diferentes. Antes de obsesionarse con lo que la diabetes le está haciendo a los gustos de su hijo, sus juicios o su sentido de la elegancia, recuerde que el "aspecto punk-rockero" (o el gusto por los libros o el acento escocés que se da) pueden no tener nada que ver con la diabetes. Tal como lo describe Lawrence Kutner, "No es infrecuente que los padres atribuyan a la enfermedad crónica problemas que no guardan ninguna relación en absoluto con ellas. Centrarse en las debilidades de su hijo más que en los puntos fuertes puede estar enseñando al chico a sentirse impotente o que no es capaz de tener control." Sentirse bajo control de la situación tiene gran importancia para contribuir a que el niño y el adolescente se sientan esperanzados y productivos a pesar de la severidad de la enfermedad.

Es por ello que cuando sea médicamente posible, debería intentar permitir que lo que su *hijo* siente sea su guía. Nosotros paramos de intentar hacer que Casey jugara con otros niños diabéticos, a pesar de que todos los estudios muestran que los niños diabéticos que van a campamentos especiales se lo pasan muy bien y aumentan su auto-estima y su control de la diabetes. Ella simplemente no desea andar con otros niños diabéticos.

Como Casey misma explica en el primer capítulo de este libro, ella no quiere asociarse con personas diabéticas, porque entonces las otras personas la van a ver como si fuera "diferente" o "enferma." Por las razones que sean, nos dimos cuenta que dado que existen tantas áreas del tratamiento de su diabetes que no son negociables, era una buena idea dejar que Casey tuviera la primera

palabra en algunas cosas—tal como elegir sus propios amigos—
que no afecten su salud de forma adversa.

Intente darle a su hijo un poco de espacio, también. Si necesita
un poco de intimidad respecto a su diabetes, intente
proporcionársela lo mejor que pueda. Por otra parte, si se siente
cómodo para probarse la glucosa en un cuarto lleno de gente, no lo
anime a dejar el lugar. Una amiga que trabaja con pacientes que
sufren de cáncer infantil nos contó una historia muy ilustrativa.
Cada verano cuando los chicos llegan al campamento para niños
con cáncer donde ella trabaja de voluntaria, sus cabezas están
cubiertas por pelucas, pero ni bien han dejado el aparcamiento y
los padres no pueden verlos ya, los niños se quitan lo que cubre sus
cabezas. Se sienten perfectamente cómodos así—especialmente
entre ellos. Son los padres los que se avergüenzan. Los chicos
diabéticos también frecuentemente tienen menor conciencia de sí
mismos que sus padres, y a veces (como parece ser el caso de Casey)
son un poco *más* reservados que sus padres a la hora de compartir
los detalles de su enfermedad. Deje que su hijo decida cómo quiere
comportarse ante los demás (tanto a nivel de la rutina diaria frente
a otros como en relación a cuanta información sobre su
enfermedad quiere hacer pública) para sentirse cómodo con su
problema, e intente dejarle procesar por sí mismo para hallar la
mejor forma de lidiar con el hecho de "ser diferente."

Recuerde que algunas de las "diferencias" de su hijo pueden de
hecho ser beneficiosas. Los niños diabéticos de hecho son en
general más maduros, tienen más auto-confianza e independencia
que sus compañeros. A pesar de toda nuestra charla sobre peinados
erizados y los veintitrés pendientes, muchos de los niños diabéticos
de hecho canalizan sus sentimientos del "ser diferentes" a través de
áreas de excelencia. Su capacidad de liderazgo en general los hace
muy populares, y su determinación los hace triunfar. Los desafíos
que con frecuencia han tenido que enfrentar durante su infancia y
adolescencia convierten a estos niños en adultos capaces de lidiar
con las vueltas de la vida y hacer que ellos mismos y sus padres se
sientan orgullosos.

7

Su niño diabético en la escuela y en el juego

Debido a la cantidad de preocupaciones que tienen los padres de los niños diabéticos, siempre es refrescante oír una buena noticia. Los estudios no demuestran ninguna diferencia entre el rendimiento académico de los niños diabéticos y sus compañeros sanos. Muchos niños con diabetes ingresan—y terminan sus estudios—en las mejores universidades y escuelas profesionales, y miles de adultos que han tenido éxito en la vida y han tenido diabetes desde su niñez, prueban que la diabetes no tiene por qué limitar los logros de su niño.

Mientras la diabetes probablemente no afecte el rendimiento académico a largo plazo de su hijo, no se ponga nervioso si sus calificaciones bajan un poco al principio. Puede estar distraído por la tensión causada por el diagnóstico, y hasta que sus niveles de azúcar estén realmente controlados, puede tener problemas de concentración de vez en cuando.

La razón más común para los problemas académicos entre los niños recientemente diagnosticados con diabetes es la más simple: puede tomar un poco de tiempo y trabajo extra el ponerse al día después de perder varias semanas de clases. Trate de controlar estos esfuerzos de ponerse al día a largo plazo, y trate de mantener a su niño en la escuela el mayor tiempo posible.

Si el médico le ha ordenado a su hijo quedarse en casa por un cierto período de tiempo, hágale saber a los maestros y directores aproximadamente cuan larga será la ausencia. En muchos distritos escolares de los Estados Unidos, hay un maestro disponible para ser tutor en el hospital. En un artículo titulado "Problemas Potenciales para Niños en Edad Escolar Crónicamente Enfermos" publicado en el *Peabody Journal of Education*, los autores escribieron lo siguiente, "en la mayoría de los estados en los EE.UU., los niños ausentes por más de dos semanas reciben enseñanza en casa o en el hospital bajo la tutela del departamento de enseñanza especial. Este tiempo de espera requerido no ayuda a que un niño con ausencias frecuentes e intermitentes se mantenga al día académicamente. Para este niño el riesgo de desarrollar una fobia hacia la escuela es aún mayor."

Haga planes por adelantado para los días de clase perdidos para así disminuir la "fobia hacia la escuela" que puede causarle el estar atrasado en sus tareas. ¿Quién le traerá a su niño sus tareas a casa? ¿Quién le copiará los apuntes? Sabiendo que es capaz de ponerse al día con sus compañeros le ayudará a su hijo a mantenerse calmado durante su primera hospitalización y durante sus ausencias subsiguientes.

Aunque su niño necesite un poco de ayuda extra fuera de la escuela, trabaje con los maestros para que sea tratado lo más "normalmente" posible en la escuela. Un niño que es tratado normalmente se siente mejor consigo mismo. Si un niño se siente bien consigo mismo, le irá mejor en la escuela, y en la vida.

Para hacer que los días escolares de su niño sean más saludables y tengan menos tensión, reúnase con los maestros y trabaje con ellos en favor de su niño. Si él está aún en la escuela primaria, sería una buena idea si usted pudiera pasar unos días determinando quien será responsable mientras él hace la transición desde el hospital o la clínica hasta el lugar de juego y el aula.

El primer día que Casey regresó a la escuela, le dimos una pequeña demostración a su clase. Les enseñamos lo que era una jeringa y Casey se plantó en frente de la clase y se sacó sangre. Al principio no hay duda de que la sangre y las jeringas asustaron a muchos de los compañeros de Casey, apenas en tercer grado. Sin embargo, creo que nuestra franqueza sobre la diabetes eliminó el misterio -y el potencial para chismes- y sus compañeros se acostumbraron a la rutina de Casey tanto como ella.

Acompañar a su hija o hijo a la escuela, no solamente le ayudará a hacer la transición social, pero le dará a usted la oportunidad de tener a los maestros informados sobre la nueva rutina de su hijo y sobre los signos de peligro que deben de buscar. Eso lo ayudará a usted a estar seguro de que hay alguien supervisando a su niño. Hace un tiempo, una madre llamó a Sale para que le diera consejos sobre cómo manejar la siguiente situación: su niño de tres años había sido recientemente diagnosticado, y acababa de regresar a la guardería. Los dos padres trabajan todo el día e hicieron un gran esfuerzo por explicarles a los maestros lo que su hijo puede y no puede comer y lo que puede y no puede hacer. Pero todos sabemos lo difícil que es supervisar a un niño de tres años, especialmente en una clase de treinta y tres niños. Así es que el niño estaba sufriendo frecuentemente de bajos niveles de azúcar y teniendo emergencias hipoglucémicas. Otras veces, comiendo dulces que traían otros niños se le estaba poniendo alto el azúcar. Sale sugirió que le comprobaran el azúcar en la sangre más a menudo y le dieran a la maestra una lista específica con las comidas que el niño puede comer dependiendo del nivel de azúcar. Eso aparentemente ayudó a la familia a lidiar con la situación y ahora están tan convencidos como nosotros de que la comunicación con los maestros es vital.

Si usted puede acompañar a su hijo a la escuela por algunos días, trate de hacerlo. Cuando Casey salió del hospital sólo le quedaban dos semanas de clases antes de las vacaciones de verano, así es que Sale fue con ella a la escuela todos los días. Puede que usted no quiera ir durante dos semanas completas, pero es una buena idea tomarse un par de días libres para acompañar a su hijo a la escuela en los primeros días después del diagnóstico. Además, tener un nuevo régimen al cual adaptarse, probablemente le cause fluctuaciones en los niveles de azúcar, pues las dosis de insulina recetadas en la calma del hospital se pondrán a prueba con el correr y saltar de la escuela primaria.

Aunque usted no tenga que acompañar a su hijo adolescente a la escuela una vez que les haya explicado a los profesores sobre la diabetes, asegúrese de que todos se hayan sentado a discutir y a clarificar quién es el responsable sobre cada aspecto del cuidado del diabético. Esto ayuda a eliminar los problemas que pueden surgir cuando cada persona cree que es otro el responsable de inyectar la insulina, y evitará los problemas que pueden resultar cuando un adolescente empieza a enfrentar al personal de la escuela en contra de sus padres.

Cualquiera que sea la edad de su niño, usted debe de investigar el sistema que tiene cada escuela. ¿Puede dar a su niño tanto la supervisión necesaria para disminuir el riesgo de episodios de alto o bajo azúcar como la libertad suficiente para ser un niño "común y corriente?"

Averigüe si la escuela tiene reglas oficiales para niños con enfermedades crónicas, y qué efecto pueden tener esas reglas sobre su hijo o hija. Algunas escuelas, por ejemplo, no dejan que los niños lleven sus propias jeringas, más que nada debido al miedo injustificado de que otros niños las usen para drogas y en parte también porque están preocupados de que su niño pueda perderlas. Insista en que su niño tenga su propio equipo y dele un equipo extra a la escuela. Así habrá un equipo en su aula y otro en la enfermería. Tal vez usted quiera seguir los pasos de la familia que entrevistamos, la cual donó un monitor de glucosa a la escuela.

Cuando se trate de trabajar—o negociar—con la escuela de su niño, tenga en mente que mientras la mayoría de las escuelas sinceramente quieren dale a su hijo un ambiente saludable y de apoyo, más del 50 por ciento de las escuelas en Estados Unidos no cuentan con una enfermera. Esto significa que muchos maestros no tienen el conocimiento necesario sobre la diabetes para poder cuidar a su niño.

Por eso, Shirley Swope, consejera de padres en PEAK, Centro de Información para Padres y Madres de Familia en Colorado Springs en los EE.UU., sugiere que su primer paso debe de ser hablar directamente con los maestros. Después de todo, dice ella, la mayoría estudiaron educación porque realmente les gustan los niños. Explíqueles la enfermedad de su niño y asegúrese de que entiendan los pasos que su niño debe de tomar para mantenerse sano.

Esta técnica funciona la mayoría del tiempo, pero de vez en cuando, debido a su propio miedo a lo desconocido y a la tensión que causa el temor, los maestros pueden mostrarse poco cooperadores. "Cuando a Mark lo diagnosticaron," nos dijo una madre, "su maestra de segundo grado fue totalmente insensible a su situación. Me dijo que ella no sabía por qué algo así le estaba sucediendo a *ella.*"

Usted puede tratar este tipo de problema hablando directamente con los maestros si puede. Generalmente, entender la diabetes un poquito mejor ayuda a la gente a sentirse más cómoda para supervisar a un niño con dicha enfermedad. Si el maestro de su niño realmente está complicándole la vida a usted y a su niño, hable con el director de enseñanza especial de su escuela. El o ella deben de hacerse cargo de que cada niño reciba la educación y cuidados necesarios sin tomar en cuenta su "incapacidad."

"Comprenda que puede seguir subiendo la escalera aunque tenga problemas," dice Judy Haley, "pero no empiece a pedir ayuda con una actitud de enfado. ¡Empiece con confianza, sabiendo que no se puede esperar que la escuela se acomode a sus necesidades, aunque probablemente lo hagan!"

En realidad, la mayoría de los padres encuentran que las escuelas cooperan: "Mi hija acaba de empezar secundaria.," nos dijo una madre, entusiasmada. "Nos reunimos con la enfermera de la escuela, quien mandó cartas a todos los profesores. Estabamos maravillados al saber que ellos mantienen en la escuela un medidor de glucosa y tiras de prueba, aunque sólo hay unos cuantos diabéticos en la escuela."

Aún en escuelas que están menos equipadas, usted puede ayudar a la buena salud de su niño si está dispuesto a negociar y a ceder. "Siempre he tenido buena cooperación por parte de la escuela," dice Susan Briston, "pero también he sido una madre que ejerce presión. Por ejemplo, la maestra de la guardería infantil de mi hija anunció una salida al campo sin ninguna ayuda de adultos en la primera semana de clases. Yo le dije 'yo también voy' y resulta que ella me necesitó tanto para atender a otros niños como para cuidar a mi propia hija."

Si usted o su cónyuge no trabajan fuera de casa, tal vez quieran pensar en ser voluntarios en la escuela de su niño. Con los cortes presupuestarios a nivel local y estatal, las escuelas necesitan toda la ayuda extra que puedan tener. Cuanto más visible sea usted, existen mayores posibilidades de que los maestros le cuenten problemas "pequeños" que probablemente no le comunicarían si tuvieran que llamarlo u organizar una reunión especial.

Aunque usted se acerque a menudo a la escuela de su niño, la mejor manera de luchar con los problemas es *evitarlos*. Y la mejor manera de hacer eso es, por supuesto, con trabajo en grupo y buena comunicación. "Cuanto mejor sea la relación entre los padres y la escuela del niño," dice Shirley Swope, "mejor será la educación que el niño recibe. Si su niño tiene una enfermedad seria como la diabetes, lidiar con los problemas en la escuela puede representar un aumento de tensión—una tensión que los padres no pueden manejar tan bien como podrían hacerlo en otro momento de más calma en sus vidas. Frecuentemente, a las escuelas se les olvida el hecho de que los padres acumulan mucha tensión debido a la enfermedad de su niño. No pueden entender por qué los padres tienen tanto problema lidiando con algo que a la escuela le parece un problema menor."

Recuerde, en medio de la tensión que se acumula, que usted puede alcanzar sus objetivos si se comunica con los maestros de su niño de una manera que demuestre que usted confía en ellos y los respeta. Asegúrese de no hablarles de una manera insultante cuando les explica los síntomas y procedimientos. Después de que su niño salga del hospital y luego al principio de cada año escolar, reúnase con los maestros, directores y enfermeras de la escuela.

La Fundación Para la Diabetes Juvenil (J.D.F.) publica un panfleto llamado *"Un Niño con Diabetes está a su cuidado,"* que puede ayudar a los maestros y directores de la escuela. El panfleto explica la enfermedad y le informa cuál es la mejor manera de proceder si su niño tiene una reacción diabética.

No se le olvide dar una copia del panfleto (y algún consejo dado en persona) para la maestra o maestro de educación física. La actividad, más que las clases de gramática, puede activar una reacción de insulina. No hay ninguna razón por la cual un niño diabético no pueda participar en las clases de educación física. Simplemente asegúrese de planear por adelantado la comida de su niño cuando haya más actividad física.

Además de educar a los maestros de su niño, asegúrese también de informar a los maestros suplentes de la condición y las necesidades de su niño. Deje copias extra del panfleto con el director o con el coordinador encargado de recibir a los maestros suplentes.

Asegurarse de que toda la gente importante esté informada, también tiene sentido en el aspecto legal. Si en la escuela hay un accidente causado por negligencia y usted decide demandar, la escuela no podrá ser acusada de nada si no se les ha dado toda la información adecuada. Sin embargo, no sabemos de ningún caso donde esto haya sido necesario. Simplemente asegúrese de que todos los maestros sepan usar los "instrumentos de trabajo." Enséñeles cómo usar el monitor de glucosa de su hijo, y como untarle miel en las encías si está teniendo una reacción y no puede tragar comida. Además, asegúrese de que todos los maestros que son responsables de su niño sepan qué hacer—y a quién llamar—en caso de emergencia.

Infórmele al chofer del autobús escolar sobre la diabetes de su hijo, y dele los materiales necesarios en una emergencia. Un recorrido de 15 minutos en bus de regreso a su casa puede llegar a convertirse en un problema de toda la tarde si el bus se avería y tiene que esperar a ser reparado o a que llegue otro vehículo. Cuando esto le pasó a Casey una vez, estuvimos muy contentos de que ella estuviera preparada.

Asegúrese de decirle al maestro o maestra de su niño de qué forma la diabetes puede afectar el comportamiento y la concentración. Es increíble cuantos niños son clasificados como niños con problemas de conducta porque sus maestros ignoran los signos de que hay un problema de azúcar. Si usted sospecha que esto ha desmerecido las calificaciones de su niño, insista en ver su expediente e incluya sus apuntes dependiendo de cómo vea la situación. Según los derechos de la familia y el acta de intimidad personal en los Estados Unidos, los padres de un estudiante menor de 18 años tienen el derecho de inspeccionar y revisar los expedientes mantenidos por el distrito escolar. Si los padres sienten que alguna información en el expediente es incorrecta o conlleva a conclusiones falsas, pueden poner en el expediente una nota en la que expresen su desacuerdo con la información del expediente. El consejero o el psicólogo de su escuela les pueden ayudar a usted y a su niño en estos asuntos, y también son un recurso excelente si su niño necesita a alguien con quien hablar acerca de sus sentimientos o preocupaciones.

Asegúrese de que los maestros tengan a mano algún tipo de azúcar de acción rápida, como el zumo de naranja o algún dulce. Para *evitar* los niveles de azúcar bajos, asegúrese de que los maestros sepan que su niño no puede hacer cambios en su horario de comidas. "Sin merienda" es un castigo en las escuelas parecido al "no hay postre" en casa. Pero para los diabéticos, cualquiera de estas medidas puede causar problemas , y en algunos casos pueden ser hasta peligrosas. A Casey siempre la han dejado salir de su clase a comerse su merienda, pero en algunas escuelas, eso es imposible, y el niño diabético debe de comer su merienda en su pupitre. En un artículo escrito por Barbara Balik, Broatch Haig, y Patricia Moynihan, los autores recalcan el uso de "comidas de poco ruido" como meriendas. Los bocadillos de crema de cacahuete hacen menos ruido que las patatas fritas al comerlos durante la clase, y además son una opción más nutritiva.

Recuerde que las meriendas que usted prepara en casa son sólo parte de lo que su niño va a comer en la escuela. Haga una comprobación minuciosa de la comida de la escuela, no sólo para saber si es equilibrada, sino también para saber si es sabrosa y si su niño se la comería. Sus amigos pueden dejar de comer su carne sin ninguna consecuencia negativa, pero su hijo diabético no podría dejar de comer su almuerzo. Si la cafetería de la escuela es en las palabras de su hijo "horrible" mándele una fiambrera o arregle para que la comida de su niño sea mantenida en la cocina de la escuela.

Si su niño se enferma en clase debido a una comida o merienda que se saltó (o por cualquier otra razón) y necesita ir a la oficina de la enfermera o a la administración, asegúrese de que su maestro mande a otro niño de acompañante. Los niños con hipoglucemia a veces se confunden, y su niño podría perderse o desmayarse mientras sufre de niveles muy bajos de azúcar en la sangre. También asegúrese de que además de entender la diabetes, cada uno de los adultos responsables de cuidar a su niño en la escuela entiendan lo que usted espera de ellos en cuanto al cuidado de su niño. No todos los niños siguen el mismo régimen. Asegúrese de que el maestro esté respondiendo a su niño, y no a una idea preconcebida sobre lo que es la diabetes y como debe de ser tratada. Mucha gente que cree saber sobre esta enfermedad, han tenido experiencia sólo con la diabetes tipo II, que es tratada de una manera muy diferente.

Es una buena idea discutir con los maestros de su niño el nivel de intimidad que usted y su niño esperan. Algunos niños son muy sensibles y no quieren que su problema sea mencionado en clase. Otros no pueden esperar a llevar sus monitores de glucosa para enseñárselos a los demás.

Mientras la ley protege muchos aspectos sobre la intimidad de su hijo, expertos en el Centro de Padres de Connecticut sugieren que usted le dé a los maestros y a los médicos más libertad para discutir entre sí el progreso de su niño. "Comparta las fuentes de información sobre las necesidades de su niño (pediatra, especialista, terapeuta) y dé permiso para que la enfermera de la escuela pueda consultar con estos profesionales si tiene preguntas," dicen ellos. "Además, dé su permiso para que la enfermera de la escuela pueda compartir información importante con los maestros que están trabajando con su niño." Para retener la mayor intimidad posible, insista que esto sea hecho cara a cara, en reuniones entre los maestros y la enfermera, no en notas que puedan ser dejadas encima de los escritorios de los maestros donde podrían ser fácilmente leídas por otros estudiantes.

Recientemente, Casey cambió de escuela, a una con clases más pequeñas. Nos dimos cuenta que cuando sus maestros tienen más tiempo para poner atención a sus progresos, ella suele retrasarse menos en sus estudios cuando sufre episodios de bajos niveles de azúcar en la sangre. Sin prestarle importancia al tamaño de la clase, asegúrese de que los maestros sepan reconocer los momentos cuando su niño necesita más ayuda o refuerzos.

Una vez que usted le haya dado una explicación al personal de la escuela sobre la diabetes y sus ramificaciones, es una buena idea que usted y/o su niño pasen algún tiempo clarificando algunas cosas con sus amistades. Especialmente si su niño ha estado en el hospital, con seguridad habrá muchas preguntas y miedos circulando en la clase cuando regrese. "¿La diabetes es contagiosa?' ¿Se va a morir Johnny?" Ciertamente había muchas preguntas entre las amigas de Casey, y estamos contentos de haberlas acalorado con nuestra pequeña demostración antes de que las cosas escaparan a nuestro control y Casey se empezara a sentir incomoda entre sus compañeros.

Claro, hemos oído varios casos en que algunos niños has sido maltratados a causa de su diabetes, pero como con la mayoría de estos prejuicios, una buena dosis de información puede poner fin a la reacción negativa de un compañero hacia la enfermedad de su niño. Aunque Casey se sintió un poco avergonzada cuando se hizo la demostración de los procedimientos ante su clase, ella está de acuerdo en que a la larga su honestidad ha hecho que su relación con sus amigas en la escuela y en el juego sea mucho más fácil.

Otros padres también han encontrado que la rutina de "enseñar y contar" les ha ayudado. Ellen Smith nos escribió diciendo que "cuando Debbie regresó a la escuela después de ser diagnosticada, yo fui con ella un día e hice una demostración con todo su equipo y le hablamos a la clase. Era increíble lo curiosos e intuitivos que pueden ser los niños de cuarto grado."

Es increíble también lo útiles que pueden ser los padres una vez que se les ha explicado brevemente lo que su hijo puede o no puede comer y cómo estar preparados para determinar los signos de una reacción. "Al principio," dice la Sra. Smith, "había una señora que tenía miedo de que Debbie jugara en su casa. Pero eso cambió y todo está bien ahora. Yo hablo con los padres antes de las fiestas de cumpleaños, y todo el mundo se porta maravillosamente ofreciéndole a ella otro tipo de golosinas."

"Nuestros amigos han sido maravillosos," dice la madre de un niño. "Yo siempre compruebo el menú de las fiestas antes de la fecha en que se celebran. Y dejo que mi niño coma algunas golosinas con moderación. Después de todo, él es un niño que conoce sus límites."

"Yo encontré que los padres de los amigos de mi niño nos han dado mucha ayuda y han estado dispuestos a discutir y aprender sobre la dieta de Sean y su cuidado cuando está bajo su supervisión," dice otra madre.

Un padre aconsejó que "los maestros pueden hacer sugerencias para meriendas saludables para las fiestas escolares sin mencionar cuál es el niño que tiene la diabetes. La mayoría de los padres están contentos de tener menos comida con poco valor nutritivo alrededor de sus hijos, aunque no sean ellos quienes tienen diabetes." ¡Nosotros quisiéramos que la escuela de Casey pusiera en práctica esto! Nos fascinaría ver que otras niñas también se dieran cuenta del valor de la buena nutrición.

Claro, la única otra cosa que a los niños les gusta más que las fiestas de cumpleaños es, lo adivinaron, las vacaciones de verano, y los niños diabéticos no son diferentes. Lo que sí es diferente es la atención extra que usted tendrá que prestar a los niveles de azúcar de su niño cuando éste se encuentre con el horario impredecible que viene en esos días locos y adormilados del verano.

Después de que le dieron de alta del hospital, y justo cuando Casey se acostumbraba a la escuela, las clases se acabaron y sus actividades diarias cambiaron otra vez. Usted, probablemente también tenga que arreglar la dieta de su hijo, su ejercicio y su régimen de insulina, durante diferentes temporadas del año. Los niños están más activos durante las vacaciones, lo cual puede hacer del verano y la Navidad épocas un poco más difíciles.

Planear por adelantado puede ayudarle a reducir el nivel de tensión durante su vacación y hacer que ésta sea más saludable para todos. En un artículo publicado en el *New York Times* durante el verano de 1991, la escritora sobre salud Jane Brody hace las siguientes sugerencias para aquellos que viajan con diabetes:

Si usted está viajando, asegúrese de llevar las medicinas para todas sus vacaciones más una semana extra en su maletín. Asegúrese de mantener las jeringas en su paquete original y llevar su receta para la insulina. Como usted puede imaginarse las jeringas no son lo más fácil de pasar a través de seguridad en el aeropuerto. Algunos padres llevan una carta del médico describiendo la condición del niño y sus cuidados médicos, por si es necesaria.

•Si usted viaja en avión, lleve suficiente comida dado que últimamente más aviones despegan con retraso. Si su avión se queda en la pista por unas seis horas, usted puede encontrarse sin servicio de comida en el avión y sin poder bajar a comprar algo.

•Si está volando a través de diferentes zonas horarias, tendrá que ajustar el horario de insulina de su niño para que esté de acuerdo con los nuevos horarios de comida. Háblele a su médico sobre la mejor manera de hacerlo sin molestar el sistema de su niño.

•Una vez que llegue a su destino, recuerde que las quemaduras de la piel se sanan más lentamente en los diabéticos, y de que caminar por la playa sin zapatos puede causarle pequeñas cortaduras. Una crema solar y zapatos de playa le ayudarán a evitar estos problemas.

•Finalmente, porque los diabéticos tienen que cuidarse de las infecciones, tenga cuidado en ver de dónde viene el agua que toma su niño. Fíjese que en los lugares donde no se puede beber el agua, tampoco se deben de comer las verduras lavadas o las frutas sin pelar, o tomar bebidas con hielo.

Si su niña pasa las vacaciones de verano en un campamento, puede seguir haciéndolo. Muchos campamentos "normales" aceptan niños diabéticos, y hay muchos otros para niños con diabetes. Aunque nosotros nunca hemos mandado a Casey a un campamento especial, porque ella no tiende a jugar con otros niños diabéticos, todos los niños que conocemos que han ido a campamentos para diabéticos han pasado un gran verano y han ganado nuevos amigos, al igual que mejor control y mejor conocimiento sobre su diabetes, y han desarrollado un mayor sentimiento de auto-estima.

"A Mark le pidieron que fuera consejero de un campamento de diabéticos por su gran actitud y la auto-estima que había desarrollado," nos dijo una madre orgullosa. Otros dijeron que el ambiente de apoyo en un campo de diabéticos había ayudado a los niños a acostumbrarse a su enfermedad y a regresar a la escuela más relajados y dispuestos a aprender.

Su niño puede sentirse más cómodo con los amigos que hace en un campamento para diabéticos, o puede querer, como en el caso de Casey, mantenerse alejado de otros niños con diabetes. De cualquier manera, su niño diabético necesita lo que todos necesitamos: amigos que se preocupen; amigos que estén ahí. Si usted le enseña a su niño a usar la diabetes como una fuente de inspiración en vez de una excusa, y a intercambiar información y expresar sus sentimientos con sus amistades, no hay ninguna razón por la cual su niño no pueda tener relaciones con sus compañeros, sus amigos del barrio, y aún, con un poquito de suerte, ¡con su familia!

8

La diabetes
y su familia

No hay ninguna duda de que la diabetes de Casey ha afectado a nuestra familia de una manera muy profunda. La precisión tan exacta de los horarios, la tensión de tener que preocuparse diariamente sobre la salud de nuestra hija, y el tiempo y atención extra que le damos a Casey nos ha afectado a cada uno de nosotros—y también nos ha afectado en la manera de relacionarnos entre nosotros.

Cualquier padre con más de un niño debe de tratar de equilibrar la atención que le da a cada uno. Cuando ese equilibrio está descompensado debido a las necesidades especiales de un niño, los otros niños suelen ponerse celosos. Todos los matrimonios necesitan tiempo—y tiempo sin los niños—para mantenerse fuertes. Cuando un niño enfermo absorbe una gran parte del tiempo, los padres tienen que trabajar el doble para mantenerse fuertes en su relación y como personas. Durante los últimos años nosotros hemos lidiado con estos problemas, aprendiendo en el camino y tratando de corregir los inevitables errores que nosotros, como padres de cualquier niño, podemos cometer.

Aún con la tensión que tenemos, nosotros sentimos que en muchas formas la diabetes de Casey nos ha enseñado mucho acerca de cada uno, cómo familia y como trabajar juntos. Hemos tenido que aprender a comunicarnos más efectivamente, a manejar la tensión y los conflictos familiares, y a no ponernos nerviosos por cosas pequeñas. También hemos tenido que ser cuidadosos y asegurarnos de que nosotros controlamos la diabetes de Casey, y no al revés.

En cuanto todos en la familia entiendan mejor la diabetes—y a sí mismos y a los demás—mejor podrá usted adaptarse a la condición de su niño. Si está teniendo problemas familiares debido a los cambios que la diabetes de su niño ha ejercido en su vida, vaya con su familia a hablar con alguien.

"Todas las familias están hasta cierto punto afectadas cuando alguien es diagnosticado," dice la Dra. Ginsberg. "Así es que la ayuda para toda la familia puede ser muy importante al principio. Más adelante su hija adolescente tal vez quiera ir a hablar con alguien por cuenta propia."

El primer consejero que usted visite después del diagnóstico no tiene por que ser necesariamente un psicólogo de niños, dice la Dra. MaryAnn Feldstein, R.N., C.E., Ed.D., una psicoterapeuta en la ciudad de Nueva York "porque no necesariamente sucede algo malo con su niño. En cambio, pídale a su médico que le recomiende a un consejero que entienda cómo funcionan las familias y cómo la diabetes de un niño puede afectar ese funcionamiento. En algunas casos, por ejemplo, la diabetes distrae a los miembros de la familia de otros problemas. Si una niña se da cuenta de que se está formando un conflicto entre su padre y su madre, puede tener una crisis diabética, porque inconscientemente desea desviar la atención de sus padres."

Por supuesto, el lado contrario de tapar los problemas familiares con la diabetes es culpar injustamente a la enfermedad de otros conflictos. En *Aceptando el Reto de los Disminuidos*, los autores Lori A. Goldfarb, Mary Jane Brotherson, Jean Ann Summers y Ann P. Turnbull dicen que, "la tendencia a atribuir a la enfermedad de un miembro de la familia todos los problemas de la misma, puede ser una tentación y una trampa peligrosa para las familias ... Más aún, esto puede distraer a la familia de la verdadera razón del problema y así, puede camuflar un gran número de soluciones que podrían ser útiles."

Aún en las familias más fuertes, la diabetes puede intensificar cualquier conflicto que se haya mantenido latente antes del diagnóstico. Como con cualquier situación tensa, la diabetes de un niño puede fortalecer o debilitar a la familia. En su libro, *Familias: Crisis y Cuidado* (Ballantine, 1989), el Dr. T. Berry Brazelton escribe, "Antes de la tensión creada (por una enfermedad crónica) todo puede haber parecido bien—a primera vista. Es sólo bajo una intensa tensión que nos damos cuenta de muchas rivalidades, miedos y lazos débiles en las relaciones familiares. Para cada miembro de la familia éste es un período de duda y de confusión. ¿Es que puedo sacar suficientes energías para enfrentarme a esta nueva situación? ¿Podemos nosotros como familia unirnos y ofrecernos el apoyo que necesitaremos más adelante? A pesar del dolor y la dificultad de este período, una especie de adrenalina emocional pasa a través de la familia y ese sentido de desorganización da lugar al crecimiento y al cambio."

Esta adrenalina emocional llega al punto más alto poco después de que la familia se entera de la diabetes de uno de sus miembros. Para canalizar la energía en forma positiva y minimizar el miedo y la ansiedad que pueden agobiar a la familia, asegúrese desde el principio de compartir la mayor información posible con sus niños que no sufren de diabetes. Los cambios en la familia afectan a los niños de una manera muy profunda, y aun los más jóvenes pueden darse cuenta de que algo marcha mal. Cuanta más información usted pueda compartir con ellos -tanto lo que le está sucediendo a uno de sus hermanos como los cambios que vendrán en la vida familiar - más fácil les será a los otros niños adaptarse a la enfermedad de su hermano y a los cambios que esto le trae a la familia.

Los niños pequeños tienden a asustarse cuando un hermano está enfermo. Ellos estarán pensando si su hermano se va a morir, y estarán también con miedo de que la enfermedad sea contagiosa y se les contagie a ellos. Asegúrese de explicarle qué es la diabetes a toda la familia de forma que todos, sin importar la edad, puedan comprender. Asegúrese de que todos entiendan que aunque hay mayores posibilidades de tener diabetes si ésta existe en la familia, las probabilidades son pocas (de acuerdo a la Dra. Ginsberg sólo del 5 al 8 por ciento.) Su médico, su enfermera, o su trabajadora

social le pueden ayudar a redactar una explicación que sea honesta
y cierta pero sin ser alarmante y sin estar llena de terminología
médica.

Debido a que la diabetes controlada tiene pocos síntomas
visibles, los niños pequeños muchas veces no pueden entender por
qué tanta preocupación si su hermano o hermana se ve bien y actúa
normal después de salir del hospital. Por eso, es muy importante
explicarles cuidadosamente que la enfermedad del hermano o la
hermana es seria sólo si no es tratada adecuadamente, y que toda la
atención que usted le da al niño es necesaria para prevenir
complicaciones a largo plazo.

"Hay mucho resentimiento entre los hermanos de los niños
crónicamente enfermos, y se desarrollan muchas rivalidades," dice
Penny Buschman R.N., C.E., una enfermera y profesora asistente
de la Facultad de Enfermería de la Universidad de Columbia. "Los
hermanos pueden creer que ellos han causado la enfermedad y les
preocupa ser los próximos en contagiarse. Es importante darle
ánimo a la familia para hablar sobre este tema, y también
asegurarse desde el principio que los hermanos entiendan lo que
sucede en el hospital o la clínica, para que sepan que el tiempo que
su hermano o hermana esta enfermo no es un tiempo 'especial', y
así no se pongan celosos."

Aún cuando usted les explique (una y otra vez) a sus niños que
no son diabéticos, por qué usted no les está prestando tanta
atención, es probable que ellos se sientan un poco rechazados. "Mi
hija mayor no tiene la atención que debiera tener," dice una de las
madres que entrevistamos. "Siente que a su hermana la tratan
mejor que a ella."

Cuando un niño diabético está absorbiendo la mayor parte del
tiempo de sus padres, el niño que no es diabético se puede volver
malcriado para que le presten atención y no sentirse rechazado.
"Este desequilibrio crea un conflicto," explica MaryAnn Feldstein.
Dice la Dra. Feldstein que "los niños saludables pueden resentir la
atención (e incluso los regalos) que se le da a su hermano diabético
y empezar a portarse mal en la escuela. Acéptelo. Los niños reciben
más atención cuando se portan mal que cuando se portan bien."

Si usted empieza a notar problemas en el comportamiento de sus niños que no son diabéticos, no los ignore ni espere a que desaparezcan con el tiempo (¡ni los problemas ni los niños!). Los sentimientos no expresados se acumulan y luego explotan cuando usted menos lo espera ni está preparado para afrontar una crisis familiar. Recuerde que aunque le moleste el mal comportamiento de su niño, eso es más saludable que la otra reacción muy común de enfadarse con un compañero del niño enfermo o sus padres. Esta reacción por lo general no se expresa hasta que de pronto explota violentamente. Por lo menos al portarse mal le está diciendo a los padres que existe un problema y les da la oportunidad de cortarlo de raíz y solucionarlo.

"La mejor manera de hacer eso," dice la Dra. Feldstein, "es pasar más tiempo a solas con cada niño. Use ese tiempo para reforzar las actividades que hacen que su niño se sienta diferente y especial."

La Dra. Feldstein también sugiere que usted siempre les dé las gracias a sus niños no diabéticos cuando hacen algo especial por su hermano diabético. Esto no sólo estimula la ayuda, dice ella, "pero también le demuestra a su niño que aunque usted le ha estado prestando atención al hospital, a los médicos, y a las enfermedades, también se da cuenta de lo esenciales que son sus contribuciones a la familia."

Los hermanos y hermanas pueden llegar a reconocer—y a evitar—una crisis diabética si usted les enseña los signos en que deben fijarse. Si sus niños comparten un cuarto, infórmeles a los otros niños que moverse mucho en la cama mientras duerme puede ser signo de una reacción de hipoglucemia. También enséñeles a manejar un pinchazo de insulina durante el día. Pero no les dé demasiadas responsabilidades en cuanto al cuidado del niño enfermo. La mayoría de los diabéticos odian pensar que siempre hay alguien cuidándolos, y su niño puede llegar a resentir ser supervisado por sus hermanos.

Y también el que "supervisa" puede llegar a resentir su posición. Asegúrese de no alabar a su niño demasiado cuando ayuda a su hermano diabético. La Dra. Feldstein nos informa que "Decir '¡que maravilloso!' cada vez que un hermano sano ayuda al enfermo puede crear una situación en la que el niño sano piense que su posición en la familia depende de su papel de enfermero."

De hecho, dice ella, "Es maravilloso ver cuántos profesionales en las ciencias de la salud crecen con hermanos enfermos, y eso los influencia en las decisiones que toman como profesionales." Pero hay mejores maneras de convencer a su hijo diabético para que sea médico. Trate de comprarle un equipo de química." Cuida a su hermana como un enfermero cuando yo no estoy presente," nos dijo la madre a quien entrevistamos, sobre su hijo no-diabético. "Eso a veces me preocupa."

"A menudo," dice Feldstein, "los niños sanos se sienten culpables, ya sea por estar saludables cuando sus hermanos están sufriendo con las jeringas y las comidas especiales, o a veces, en niños más jóvenes, cuando piensan que de alguna manera ellos son los causantes de la enfermedad. A pesar de ser un sentimiento de culpa irracional, a veces continua aún cuando son adultos."

Al tratar de comprender las respuestas de su niño no-diabético hacia la diabetes de su hermano, recuerde que en las familias que cuentan con un niño crónicamente enfermo, los niños sanos a veces se sienten mal al pensar que ellos son saludables, mientras que sus hermanos tienen que hacerse exámenes de sangre diarios. "Yo siento que mi hija menor tiene sentimientos de culpa por ser 'la niña sana'," nos dijo una madre. "Yo nunca me di cuenta de esto hasta que leí un ensayo que mi hija escribió en la universidad sobre su hermana." Usted debe de estar alerta al dolor, la culpabilidad, y las desigualdades que pueden surgir cuando un niño en la familia tiene diabetes, y poner atención especial a lo que su niño no-diabético está pensando y sintiendo.

Penny Buschman nos dice que los padres de familia a veces ignoran los problemas de sus niños saludables, porque parecen pequeños al lado de los problemas del niño enfermo. "Así es que si su hija diabética tiene una diabetes de 10 en una escala del 1 al 10, el hecho de que su otro hijo haya suspendido un examen de matemáticas es solo un 2 en la escala," dice ella. "Es importante reconocer que para ella eso es un 10. No le diga, ¿'Como puedes quejarte de eso cuando tu hermana tiene problemas mucho más graves?' Todos los niños piensan que sus problemas son los más importantes."

Irónicamente, algunos padres piensan que están "castigando" a los niños sanos al darle de comer a toda la familia la nueva dieta del diabético. Nada puede estar más lejos de la verdad. La dieta del diabético es saludable, y dado que sus otros niños pueden seguir comiendo comida de poco valor nutritivo en las fiestas de cumpleaños de otros niños y en las casas de sus amigos, el eliminar este tipo de tentaciones en su hogar es bueno para toda su familia. Aún así, los niños que no son diabéticos a veces resienten no tener golosinas en la casa simplemente porque sería una tentación muy grande para el niño diabético tenerlas a su alcance. Muchos se quejan de tener que comer la comida y seguir el horario de su hermano diabético cuando podrían estar comiendo otras cosas.

Parte del recelo y la culpa que sienten los hermanos es inevitable, pero hay cosas que usted puede hacer para minimizarlo. Hay una diferencia entre decir "Por favor no hagan ruido, su hermano no se encuentra bien hoy," y decir "Cómo puedes hacer tanto ruido cuando tu hermano está durmiendo." Note la diferencia y no intervenga cada vez que haya una pelea entre los niños, pues pelear es normal. A veces, cuando los niños saludables "molestan" a su hermano diabético de una manera normal, se les dice que tienen que parar (por supuesto en nuestra casa, los dos más jóvenes están tan ocupados siendo molestados por su hermana mayor, que no tienen tiempo de molestar a Casey.) Recuerde que unos cuantos gritos, puñetazos y muecas, son parte de la experiencia por la que pasan todas las familias. Tratar de proteger a su niño diabético de estas cosas durante sus años formativos, puede ser contraproducente, tanto para el niño enfermo como para sus hermanos.

El mantener la normalidad puede ser difícil, pero tiene sus ventajas. Los niños que crecen en situaciones en que alguien necesita de cuidados especiales entienden mejor las virtudes de la paciencia y la compasión. "La enfermedad de mi hija ha sido buena para mis otros niños," nos dijo una madre. "Siento que mi familia es más sensible a las necesidades de los demás y acepta mejor a la gente que es diferente. Pero déjeme decirle que esto no sucede por un proceso de osmosis. Pasé mucho tiempo y puse mucho trabajo en lograr que mi familia fuera más sensible. Les enseñé a mis hijos varones cómo ayudar a su hermana, y no toleré que fueran insensibles con ella. Tampoco toleré que le faltaran al respeto. De hecho, cuando mi hija se queja de su hermanos, como lo hacen todas las muchachas, yo le recuerdo todas las formas en que ellos la han ayudado."

Mientras usted se está concentrando en cómo la diabetes de su hijo afecta a sus otros hijos, no se le olvide pasar un poco de tiempo pensando si esta enfermedad está afectando a su matrimonio y de qué manera. No importa cuan fuerte sea su relación con su cónyuge, saber que su niño tiene una enfermedad seria puede causar grandes tensiones. El miedo y la ansiedad pueden tener consecuencias, y con el número de horas que usted tiene que pasar pensando en como lidiar con este problema y con el tratamiento de su hijo, pueden hacer difícil que usted encuentre el tiempo suficiente para pasar con su cónyuge.

Como otras relaciones de familia, la mayoría de los matrimonios fuertes pueden soportar las presiones de criar a un niño diabético, sin embargo, si usted se da cuenta de que se están desarrollando ciertos problemas trate de arreglarlos desde el principio, antes de que sean peores.

En su libro *Familias: Crisis y Cuidados,* el Dr. T. Berry Brazelton nos dice que "Los padres que están demasiado agobiados pueden querer distanciarse de la enfermedad o del niño. Puede ser que ellos no puedan estar para apoyar a su niño. Ven televisión en el cuarto del niño en vez de prestarle atención. A veces, los padres sienten que es demasiado para ellos tener que enfrentar el dolor de su hijo y de los otros niños en el hospital." Esta puede ser la causa por la que su cónyuge no le pone suficiente atención ni a su niño diabético ni a usted. Trate de hablar de estos problemas y hágale saber a su esposo o esposa que usted le necesita. A veces, el querer alejarse es el resultado de sentirse incapaz o culpable.

"El sentimiento de culpa sobre la diabetes del niño también puede afectar la relación entre los padres," dice la Dra. Feldstein.

"Un cónyuge puede secretamente (o abiertamente) culpar al otro por la enfermedad, y es posible que haga comentarios como "la gente en el lado de tu familia tiene diabetes." Recuerde que aunque la diabetes es de origen genético, no es algo que se puede transmitir a sus hijos—y ciertamente no es algo por lo que podemos culparnos a nosotros mismos ni a los demás.

Los problemas también pueden surgir si sólo uno de los padres se involucra demasiado, y se apega excesivamente al niño excluyendo al cónyuge. "El cuidar a un niño diabético puede ser un trabajo a tiempo completo," dice la Dra. Feldstein. "Es muy fácil tener tantos deseos de querer mantener a su hijo sano, que se le olvide que mantener un matrimonio sano también lleva trabajo."

Un buen matrimonio toma no solamente esfuerzo sino también una división justa del trabajo. El cuidar a un niño diabético representa un gran trabajo para ambos padres. Cuando el peso le cae a uno solo de los padres, es probable que surja el resentimiento. Si usted es divorciado, decida quién va a ser responsable y de qué aspectos del cuidado del hijo. Ustedes pueden decidir pagar las facturas a medias, pero si es sólo uno de ustedes quien tiene que llenar todos los formularios, puede llegar a protestar por ello.

Si uno de los padres decide dejar de trabajar para cuidar al niño enfermo (por lo general la madre), ella podría tomarse mal el no haber podido continuar con su trabajo. Pero a veces, los cambios que se hacen debido a la diabetes resultan ser una sorpresa agradable. "Después de que Brandon fuera diagnosticado, yo dejé mi trabajo para convertirme en una madre a tiempo completo," dice Sandra Gandy. "Me di cuenta que, aunque haber dejado mi trabajo ha traído consecuencias negativas en el sentido financiero, me encanta la oportunidad de poder pasar más tiempo con mis hijos, siendo voluntaria en la escuela de mi hija, y otras cosas más."Trate de mantener sus ojos abiertos a la posibilidad de que si usted o su cónyuge dejan su trabajo o trabajan menos horas, el cónyuge que continúa trabajando puede sentir más presión dado que es el único que está ganando dinero. Por el lado contrario, una madre que ha tomado la decisión de quedarse en casa, pero ahora tiene que volver a trabajar para pagar los gastos médicos, puede sentirse agobiada.

Para aliviar las tensiones y mantener un matrimonio fuerte, asegúrese de pasar tiempo a solas con su cónyuge. No se quede en la casa por tener miedo a dejar a su niño con la niñera. Si tiene una niñera fija, puede enseñarle sobre la diabetes de la misma manera que le enseñó a los abuelos y a los maestros. Si usted se siente más cómodo con un experto en diabetes, llame a la J.D.F. y averigüe si hay adolescentes diabéticos que quieran ganar un poco de dinero de vez en cuando cuidando niños, o tal vez pueda contratar a alguna enfermera jubilada.

Es buena idea pasar algún tiempo a solas con su cónyuge discutiendo la enfermedad de su niño, compartiendo no sólo sus emociones sino también información, y trabajando para prevenir otros problemas que puedan surgir. En la mayoría de las familias la madre se hace responsable de llevar al niño al médico (o, si hay una niñera que se encarga de hacerlo, se comunica cómo fue la visita a la madre). Asegúrese de decirle a su cónyuge todo lo que le dicen los profesionales, y de informarle sobre los cambios que usted ve en su niño. Ambos padres debieran ir al médico juntos, por lo menos de vez en cuando, así la responsabilidad de absorber y comunicar información no caería sobre una sola persona.

¡Asegúrese también de pasar tiempo a solas y no descuidar el romance!

Susan Stautberg, co-autora de *Manejándolo Todo* (MasterMedia), sugiere las siguientes estrategias para las parejas que no pueden encontrar tiempo para compartir a solas:

•Levántense temprano y conversen en la cama.
•Hagan ejercicios temprano en la mañana.
•Si trabajan cerca, vayan a almorzar juntos.
•Llamen al trabajo uno o dos días al año diciendo que están enfermos y váyanse juntos a hacer algo divertido.

Balancear la responsabilidad de trabajar (dentro y fuera de la casa), criar a los niños, y preocuparse de cómo controlar la diabetes puede absorberle toda su energía. No ignore esa posibilidad. Si usted hace un esfuerzo especial por dedicar tiempo a su cónyuge (y a usted mismo también, a solas - ¡aunque tenga que encerrarse en el baño con un buen libro!) la tensión diaria no se acumulará tanto con el tiempo.

Si usted mira la diabetes no como un obstáculo para su familia, sino como un motivo para estar más unidos, puede que descubra que los lazos familiares se han fortalecido. Por ejemplo, porque la diabetes pone a las familias bajo un horario más rígido, muchas terminan pasando más tiempo juntos. Susan Briston, cuyo hijo David fue diagnosticado de pequeño, recuerda que cuando él era demasiado joven como para entender porqué tenía que comer esa comida, la familia "se sentaba alrededor de la mesa hasta que él terminara de comer." La mayoría de las familias hoy en día no hacen eso—y muchas desearían haberlo hecho!

¿Qué hay detrás de todo esto? Usted tiene que escoger: puede dejar que la diabetes le cause problemas familiares, o puede unirse como familia en contra de la enfermedad. Como muchas otras familias, hemos descubierto que nuestra participación en la Fundación de Diabetes Juvenil nos ha ayudado a unirnos. Nos ha permitido usar nuestras energías. Nos ha dado una manera positiva de canalizar nuestros sueños para el futuro de Casey y el futuro de millones de niños como ella, en todo el mundo. Esperamos que su familia se una con la nuestra y con todas las otras como nosotros no sólo para esperar una cura, sino para trabajar hacia esa meta.

EPÍLOGO

Kenneth Farber
Executive Director,
Juvenile Diabetes Foundation International

Hace cuatro años la Fundación para la Diabetes Juvenil (J.D.F.) declaró la década de los noventa la "Década de la Cura" de la J.D.F. Entonces éramos optimistas, y ahora tenemos aún mayores razones para estar más entusiasmados.

La noticia más importante de la década hasta el momento, sin ninguna duda, fue la publicación de un estudio del control y las complicaciones de la diabetes, en junio de 1993 (Diabetes Control and Complications Trial o DCCT). El DCCT fue un estudio a gran escala durante años de más de mil pacientes diabéticos para determinar la relación del control del nivel de azúcar en la sangre y las complicaciones diabéticas. Los médicos sospechan desde hace tiempo que ambas están relacionadas, pero este constituye el primer gran estudio para documentar las relaciones específicas entre los diferentes niveles de glucosa en la sangre y las complicaciones específicas.

El DCCT demostró de forma concluyente la gran importancia del control del nivel de azúcar en la sangre. Aquellos pacientes que regulan su nivel de azúcar en la sangre meticulosamente, tienen un nivel de riesgo más bajo para la retinopatía diabética (que puede conducir a la ceguera y es una de las complicaciones diabéticas más temidas) y para la nefropatía diabética o enfermedad de los riñones (la más letal de las complicaciones diabéticas).

Las evidencias concluyentes de que controlar los niveles de azúcar en la sangre pueden disminuir los riesgos de complicaciones es una buena noticia no sólo por razones médicas sino también psicológicas: la diabetes ya no tiene por qué instigar una sensación de desesperanza en sus víctimas. Existen cosas específicas que las personas con diabetes pueden hacer para controlar su nivel de azúcar en la sangre, y que haciéndolas les ayuda a vivir una vida más larga y sana.

Afortunadamente podemos estar llegando a un punto en el que el control del nivel de azúcar en la sangre se facilite enormemente: nos estamos refiriendo al desarrollo de monitores de glucosa en la sangre "no invasores." Para mantener el nivel de azúcar lo más cercano posible a lo normal pero sin descender demasiado y tener entonces el riesgo de hipoglucemia, lo mejor es controlar el nivel tres o cuatro veces al día. ¿Pero a cuántos de nosotros nos gusta pincharnos un montón de veces cada día nuestro propio dedo para sacarnos sangre?

Hoy, varios investigadores y fabricantes están perfeccionando este tipo de monitores de glucosa "no invasores." Cuando sean accesibles, estos aparatos van a posibilitar que los diabéticos se comprueben la glucosa de la sangre en segundos utilizando tecnología infrarroja, sin tener que sacarse sangre. De modo que usted va a poder poner su dedo o su brazo en una placa o sensor en el paso de un rayo de luz, y tener una lectura digital en unos segundos. Este trabajo va progresando rápidamente. No es exagerado decir que, dado el grado en que estos monitores "no invasores" pueden simplificar la vida del diabético, su perfeccionamiento constituirá el mayor avance de las ciencias y el tratamiento de la diabetes desde el descubrimiento de la insulina en los años veinte.

Mientras la J.D.F. está financiando investigaciones para hacer que la vida del diabético sea más fácil, también intentamos atender a las investigaciones que harán que un día sea posible vivir sin diabetes.

Nuestras esperanzas de erradicar la diabetes no están basadas en meras ilusiones, sino en un razonamiento lógico: si usted mira la historia de la investigación médica en el siglo XX, verá que existen tres clases diferentes de enfermedades que los científicos han abordado. Las primeras dos ya han visto un avance impresionante. Con la aparición de los antibióticos los médicos ya pueden tratar muchas enfermedades de origen bacteriano que antes eran una amenaza para la vida. De forma similar, los científicos casi han erradicado un tipo completo de enfermedades víricas como la varicela, paperas y polio, a través de vacunas. Estas, otrora epidemias, se han convertido en vagos recuerdos en casi todos los países industrializados, excepto en casos de negligencia en las vacunaciones.

Hoy tenemos la esperanza de que el tercer tipo de enfermedades, las del sistema auto-inmunológico, también serán pronto un vago recuerdo, tal como lo son las enfermedades bacteriales y víricas que una vez plagaron a nuestra sociedad. Este último tipo de enfermedades incluye la diabetes tipo I, la artritis reumatoide, el lupus y la esclerosis múltiple. Todas ellas se caracterizan por el hecho de que el sistema inmunológico del cuerpo ataca a una parte de sí mismo. La diferencia entre estas enfermedades radica en la parte del cuerpo que es atacada: si son las células beta, uno desarrolla diabetes tipo I, si son las articulaciones, resulta en artritis. Aunque los síntomas de estas enfermedades difieren mucho, tienen todas un origen común, y una vez que los científicos aprendan a controlar el sistema inmunitario y hacer que no ataque al propio cuerpo humano, entonces se podrá derrotar a todas estas enfermedades.

Al mismo tiempo que los diabetólogos continúan trabajando con investigadores en otros campos, están trabajando en los problemas de la diabetes de forma muy específica: en primer lugar cómo prevenirla, en como curar a los que ya la tienen y en curar las complicaciones que se suelen desarrollar en los diabéticos a largo plazo.

Prevenir la diabetes es importante por dos razones: no sólo es necesario prevenir que nadie más la desarrolle sino que el objetivo es asegurarse de que las personas que queremos curar en el futuro no vuelvan a desarrollarla otra vez.

Para poder prevenir la diabetes tipo I, los científicos han estado estudiando los factores que la causan. Hoy sabemos que existen tres

factores que se conjugan para que una persona sea diabética:
Primero, él o ella debe tener predisposición genética a la
enfermedad. El segundo factor para desarrollar diabetes tipo I es un
mecanismo disparador, que puede ser un virus. Muchos niños
desarrollan diabetes después de un brote de varicela o de gripe.
Esto sucede demasiado frecuentemente como para ser pura
coincidencia, y los científicos están investigando las conexiones
entre virus y diabetes en su esfuerzo por romper la cadena causa-
efecto que parece unirlas en el caso de niños genéticamente
predispuestos.

Los factores ambientales también pueden ser elementos
"disparadores" de la diabetes. Algunos científicos sugieren que los
productos químicos contaminantes o incluso la tensión pueden
serlo. Otros científicos sugieren que hay infecciones bacterianas que
pueden llevar la diabetes a aquellos genes "programados" para ello.
Si bien ninguno de estos factores puede *causar* de por sí la diabetes
en un niño que no tenga una predisposición genética, sí pueden
ayudar a que la diabetes se manifieste.

El tercer paso en el desarrollo de la diabetes tipo I es lo que
llamamos un proceso inmunológico auto-destructivo. El cuerpo ya
no reconoce sus propios tejidos productores de insulina como parte
de sí mismo, de modo que despacha su sistema inmunológico al
páncreas y destruye así las células que producen insulina. Cuando
un suficiente número de células productoras de insulina han sido
destruidas, el resultado es la diabetes.

Bajo los auspicios de la J.D.F., los científicos han invertido
veinte años y varios millones de dólares intentando comprender
cómo se desarrolla la diabetes. Ahora que podemos comprender
por qué ésta se desarrolla, y en especial por qué los niños *cogen* la
diabetes, podremos empezar a buscar formas de erradicarla y
prevenirla en el futuro.

Para ayudarnos a encontrar esas respuestas, los científicos están
explorando formas de alterar la predisposición genética a la
diabetes. Si se pudiera encontrar quién tiene esta predisposición y
alterarla, entonces se podría prevenir la diabetes. Los científicos ya
han identificado los componentes del sistema genético de las

personas que le enseñan al sistema inmunológico del cuerpo a reconocer qué es propio y qué no lo es. Los genes específicos que causan diabetes aún no han sido hallados en el momento de imprimir este libro, pero se está trabajando intensamente en ello. Una vez que hayamos identificado al gen causante de las enfermedades del sistema auto-inmunológico, seremos capaces de trabajar para reparar los genes defectuosos en las personas con riesgo de diabetes.

Los investigadores están trabajando para buscar formas de proteger de los mecanismos disparadores a los pacientes susceptibles de contraer diabetes (vacunándolos contra los virus disparadores, por ejemplo). Si lográramos esto, posiblemente la diabetes no se manifestaría nunca.

Los científicos también están intentando encontrar formas de manipular el sistema inmunológico. Han pasado gran parte de su tiempo intentando comprender los problemas inmunológicos de la diabetes, y como resultado de sus esfuerzos, estamos listos para *resolver* los mismos.

Para ello, debemos primero identificar los objetivos que provocan este ataque del sistema inmunológico a las células beta. Segundo, debemos descubrir qué parte del sistema inmunológico está matando las células productoras de insulina.

Nos sentimos especialmente optimistas porque los científicos comienzan a aislar las partes del sistema inmunológico que están atacando a las células beta. Muchos de ellos se están centrando en un tipo específico de célula inmunológica llamada linfocito, que es la que produce las linfocinas, los productos químicos poderosos que "matan," (puede que usted haya oído mencionar las linfocinas ya que este grupo incluye drogas contra el cáncer tal como el interferon y el interluken nº 1). Algunos científicos piensan que estos productos químicos matan las células beta del páncreas. Si ello se pudiera determinar, y si es así, saber cuáles son las linfocinas responsables de esto, entonces tal vez podríamos neutralizarlas sin dañar al resto del sistema inmunitivo.

Aunque este concepto pueda sonar como de ciencia ficción, sin embargo está bien enraizado en la realidad. Ya sabemos que la diabetes de tipo I es una enfermedad que se puede prevenir. Un porcentaje significativo de pacientes diabéticos recién diagnosticados utilizan drogas inmunosupresivas como la ciclosporina (droga utilizada para prevenir el rechazo a los transplantes) para prevenir que la diabetes progrese. Desgraciadamente, la ciclosporina es una droga muy fuerte que pone al paciente en riesgo de dañarse los riñones, tener infecciones y cáncer. Por lo tanto, muchos médicos no creen que sea una droga apropiada para los niños que, al margen de la diabetes, están por lo demás sanos.

Aunque la ciclosporina no sea la respuesta, saber cómo funciona previniendo la emergencia de la diabetes nos ayuda a identificar un objetivo importante: nuestro desafío hoy es encontrar drogas que tengan las ventajas de la ciclosporina sin sus desventajas.

Al igual que los científicos que trabajan sobre la prevención, los científicos concentrados en la curación de la diabetes ya han podido reunir muchos datos necesarios para continuar progresando. En la década pasada se ha confirmado que la diabetes tipo I es una enfermedad, en concepto, muy simple: las células beta están siendo destruidas por el sistema inmunológico y entonces no producen la insulina que el cuerpo necesita para convertir el alimento en energía. Como resultado de estos conocimientos, sabemos que para intentar curar o al menos tratar más efectivamente la diabetes, debemos hacer llegar insulina a los cuerpos que no la producen.

Desde que los Dres. Banting y Best descubrieron la insulina en 1921, los diabéticos se la han estado inyectando varias veces al día. Sin embargo esto no puede imitar el afinado proceso que ocurre en un páncreas sano. Por lo tanto, debemos determinar mejores formas de introducir insulina a los cuerpos que no la producen.

Existen varias posibilidades: Una, incrementar el número de inyecciones. Dar cuatro, cinco o seis inyecciones de insulina por día estaría más cerca del proceso en el cual el páncreas normalmente produce la hormona, aunque todavía no sea idéntico. Otra opción sería el bombeo de insulina—un aparato mecánico que envía insulina al cuerpo de forma pre-programada y que se ajusta a la hora de las comidas y a la noche. Es mejor esta opción que las inyecciones individuales, pero aún así no puede reemplazar un páncreas sano, puesto que no puede controlar el nivel de glucosa de la sangre como lo haría el páncreas para regular precisamente la cantidad de insulina necesaria. Los investigadores están intentando mejorar la bomba de insulina incorporándole un tipo de sensor "no invasor" como el que estábamos describiendo más arriba, para poder regular la entrada de insulina en el cuerpo ajustada a sus necesidades minuto a minuto.

Los médicos, en su objetivo prioritario de dejar atrás las inyecciones y las bombas de insulina, están intentando asimismo transplantes de tejidos de células; si los cuerpos que no producen su propia insulina pudieran recibir—y retener—células transplantadas para producirla por ellos, la diabetes sería curada...o por lo menos tremendamente aliviada. Pero aunque todo esto suene muy simple, un transplante de páncreas es muy complejo. Un transplante, en primer lugar requiere alta cirugía y drogas inmuno-supresivas que tienen serios efectos secundarios. En segundo lugar, dada la dificultad de encontrar suficientes corazones, pulmones e hígados para estos transplantes de órganos, no tenemos razón alguna para creer que podrían haber suficientes órganos accesibles para ayudar a los millones de diabéticos que necesitarían de ellos.

Por lo tanto los científicos están estudiando formas alternativas de curar la diabetes transplantando sólo un poco de tejido celular en lugar del páncreas completo. Los cirujanos ya han realizado transplantes de tejidos de células con mucho éxito en pacientes diabéticos, y aunque casi todos estos pacientes aún están bajo inmuno-supresores, algunos ya están sin el tratamiento de insulina—lo cual constituye en sí mismo un hecho remarcable.

Para eliminar la necesidad de inmuno-supresores, los científicos están buscando formas de transplantar las células dejándolas al mismo tiempo invulnerables a las reacciones de rechazo. La posibilidad más prometedora en este sentido es el micro-encapsulamiento: envolver los tejidos celulares en una membrana que deje salir a la insulina hacia el cuerpo para poder realizar su función, sin dejar que las células de rechazo entren a destruir las células transplantadas.

Hasta el momento esto ha sido hecho con muy pocos pacientes, pero puede estar dando resultados, lo cual nos llena de esperanza. Si el micro-encapsulamiento de los tejidos celulares los mantiene protegidos y funcionando, tal vez podamos utilizar tejido animal. Ya conocemos los 50 años de éxito de la insulina porcina hasta que la insulina humana se pudo inyectar, ya que la insulina humana y la del cerdo son muy similares. Si es posible micro-encapsular y transplantar tejidos celulares de cerdo, habremos resuelto el problema de los transplantes y sus rechazos al mismo tiempo.

Otro enfoque para curar la diabetes es la posibilidad de crear una célula beta sustituta. Existen evidencias preliminares de que puede ser posible conseguir que otras células del cuerpo produzcan insulina utilizando técnicas de ingeniería genética. Por supuesto que aprender a manipular las células a ese nivel es sólo una parte del desafío; el objetivo no es producir insulina incesantemente, sino crear un sistema en el cual la insulina sea regulada por el azúcar en la sangre, tal como lo hacen los cuerpos sanos.

Estos son solamente ejemplo de algunos de los estudios que la J.D.F. está financiando en nuestra lucha contra la diabetes. Confiamos que en la próxima década uno o varios de ellos sean desarrollados al punto que puedan ayudarnos a erradicar el mal o por lo menos para hacerlo menos destructivo. Entretanto, la J.D.F. también tiene un compromiso para reforzar y facilitar las vidas de los diabéticos actuales y de reducir las complicaciones de la enfermedad, así como los miedos que las citadas complicaciones suelen causar.

Aunque no sería correcto decir que a lo único que los diabéticos tienen que temer es al temor mismo, el miedo a las complicaciones *puede* de hecho afectar la vida del diabético de manera tan adversa como las complicaciones mismas. Desde el momento en que los médicos les hablan del riesgo de ceguera, de fallos de los riñones, de amputación, muchos diabéticos viven en el terror de tener esas complicaciones. De alguna manera, el miedo puede ser peor que las complicaciones en sí. A diferencia de que las complicaciones puede que no ocurran nunca o sólo a edad ya muy avanzada, el miedo puede estropear la niñez y la adolescencia, quedando suspendido como una gran nube sobre la vida del diabético. En consecuencia, nuestras investigaciones para curar la diabetes y sus complicaciones consisten no sólo en ayudar al diabético a vivir más tiempo, sino también a llevar vidas más felices y menos presionadas.

El riesgo de complicaciones ya ha descendido significativamente ante los avances del control del nivel de azúcar. Cuanto más conocimientos logran los científicos de las relaciones entre los niveles de azúcar y las complicaciones diabéticas, más pueden limitar la dramática incidencia de las mismas.

Una hipótesis es que el azúcar en la sangre del diabético se une a una proteína y forma una substancia parecida a la cola, que se adhiere al interior de las venas. La sustancia atrapa todo tipo de materias (como el colesterol) que circulan en el flujo sanguíneo, y que finalmente puede dañar las arterias, y frenar la circulación a los órganos clave como los ojos y los riñones. El poder llegar a comprender cómo opera este adhesivo puede finalmente llevarnos a una terapia. Si pudiéramos desarrollar una droga que inhiba que la glucosa y la proteína se junten para formar esa substancia, las venas sanguíneas no se obstruirían y entonces en definitiva los órganos clave no serían dañados.

Además de desarrollar nuevas drogas, los científicos están explorando nuevas formas de utilizar medicación que ya está en el mercado para tratar otras enfermedades y aplicarla para que pueda hacer más lento el curso de las complicaciones diabéticas. Durante el verano de 1993, la compañía Bristol-Myers Squibb anunció su descubrimiento de que el Capoten, una droga utilizada rutinariamente para controlar la presión de la sangre, puede ayudar a reducir la enfermedad de los riñones en los diabéticos. Pacientes que tenían señales tempranas de nefropatía diabética y que tomaron Capoten, disminuyeron significativamente sus riesgos de desarrollar nefropatía diabética severa.

Al leer este capítulo, usted ha notado seguramente un tema: los científicos tan sólo pueden producir terapias una vez que han comprendido las raíces de los problemas. No podemos prevenir la diabetes hasta no saber exactamente qué es lo que la causa. Ahora que ya lo sabemos, hemos abierto un mundo de opciones trayendo la esperanza a millones de diabéticos.

Desde que un pequeño grupo de padres fundamos hace 24 años, la Fundación para la Diabetes Juvenil, hemos invertido aproximadamente más de 150 millones de dólares para reunir una cantidad increíble de datos preliminares. La tarea hoy es juntar ese banco de datos de forma significativa. La investigación biomédica se parece mucho a la construcción de una casa: hay que comenzar por los cimientos, para luego construir las paredes. Finalmente se pone el techo y sólo entonces se está listo para mudarse dentro— para poder detectar los caminos para prevenir la diabetes, para curarla y tratarla...para dar con las preguntas correctas para así poder plantearlas y conseguir las respuestas correctas.

Ya estamos convirtiendo información en resultados que afectan nuestras vidas. Estamos en el umbral de intensos cambios que van a afectar las complicaciones de la diabetes, y estoy convencido de que estamos entrando en una nueva era en la que podremos controlar cómodamente estas complicaciones. Lograr curar la enfermedad será un tanto más difícil, pero tengo también la seguridad que ello sucederá en no demasiado tiempo, y especialmente si se consiguen los fondos adecuados para la investigación.

Siguiendo estas líneas, la J.D.F. ha lanzado una iniciativa internacional bajo el slogan "El Único Remedio Es Una Cura," cuyo objetivo es recaudar 100 millones de dólares en fondos para la investigación de la diabetes. El pilar de esta iniciativa es su programa de becas "Programas de Excelencia," que forma equipos de científicos de todo el mundo especializados en la investigación de la diabetes con otros en las áreas de investigación biomédica como inmunología, biología molecular y genética. Se trata de un esfuerzo extraordinario para avanzar un poco más en el campo de la investigación sobre diabetes en dirección a una cura. Los programas de largo alcance como éste son costosos y ambiciosos ...y por eso le necesitamos a *usted*. La J.D.F. necesita que cada familia y cada individuo cuyas vidas se han visto afectadas por la diabetes se una no sólo con la esperanza de hallar una cura sino para trabajar por ella. Su rama local de la J.D.F. necesita su apoyo para recaudar fondos para encontrar la cura de la enfermedad. Y también estamos aquí para ofrecerle a *usted* nuestro apoyo a través de nuestros programas y literatura además de las actividades para miembros.

A través de nuestra fundación, usted puede enterarse de los avances en los tratamientos para la diabetes y hacia una cura. Además del apoyo y la información que le podemos ofrecer, tenemos algo más para compartir: nuestro optimismo.

Existe una cura para la diabetes. Juntos la encontraremos.

Further Reading and Information

BOOKS

Parenting a Diabetic Child. By Gloria Loring. This book offers excellent insights as well as reassurance for parents of the newly diagnosed child. In simple terms, it focuses on explaining the disease, caring for your child, and evaluating diabetes professionals. The book concludes with a research update and a resource section that are very helpful and informative.

Diabetes: A New and Complete Guide to Healthier Living for Parents, Children and Young Adults Who Have Insulin-Dependent Diabetes. By Lee Ducat and Sherry Suib Cohen. This is indeed a practical guide to living with diabetes, written by the founder of the Juvenile Diabetes Foundation. Its information, recommendations, and first-hand experiences were very helpful to us in learning to cope with the problems and demands of diabetes.

Take This Book To the Hospital With You: A Consumer Guide To Surviving Your Hospital Stay. By Charles B. Inlander and Ed Weiner. Pantheon Books. Provides the information and encouragement you need to get the best possible care in the hospital.

An Instructional Aid on Insulin-Dependent Diabetes Mellitus. By Luther B. Travis, M.D., F.A.A.P. Children's Diabetes Management Center, Dept. of Pediatrics. The University of Texas Medical Branch, Galveston, Texas. We found this workbook incredibly helpful right after Casey was diagnosed. In addition to clarifying diabetes-management information, the book provides quizzes so that you and your child can make sure you *understand* the information well enough to put it into practice.

Families: Crisis and Caring. By T. Berry Brazelton, M.D. Ballantine. Includes chapters on dealing with a chronic illness, as well as general information on coping with circumstances that place a strain on your family.

Meeting the Challenge of Disability or Chronic Illness—A Family Guide. By Lori A. Goldfarb, Mary Jane Brothers, Jean Ann Summers, and Ann P. Turnbull. Brookes. Includes step-by-step methods to identify, prevent, and solve problems caused by child's chronic illness.

If Your Child Has Diabetes. By Joanne Elliott. Perigee. Arranged in easy-to-read question/answer format, this book is a handy reference for specific diabetes-related facts and issues.

ORGANIZATIONS

Juvenile Diabetes Foundation International
The Diabetes Research Foundation
432 Park Avenue South
New York, NY 10016
800-JDF-CURE
212-889-7575
The Juvenile Diabetes Foundation International gives more money directly to diabetes research than any other non-governmental health agency in the world. Among its public information services, it provides brochures and a toll-free diabetes information line: 800-JDF-CURE. To order JDF's quarterly research publication, Countdown, and become a member of JDF, write to JDF at 432 Park Ave. S., New York, NY 10016.

American Diabetes Association
1660 Duke Street
Alexandria, VA 22314
800-ADA-DISC
Offers support groups, newsletters, and a magazine, Diabetes Forecast. To order ADA's Buyers Guide to Diabetes Products, send $3.75 check to ADA
1970 Chain Bridge Rd.
McLean, VA 22109

National Diabetes Information Clearinghouse

Box NDIC
Bethesda, MD 20205
301-468-2162
Will provide you with pamphlets and newsletters, and will help you search for general and specific information about diabetes.

Association for the Care of Children's Health
3615 Wisconsin Avenue N.W.
Washington, DC 20202
Will send you info on health insurance; write to them at the address above to request a pamphlet.

National Center for Youth with Disabilities
University of Minnesota
Box 721-UMHC
Harvard Street at East River Road
Minneapolis, MN 55455
800-333-6293
Will do customized computer searches and compile bibliographies of diabetes-related journal articles for you for a small fee. The Center also publishes newsletters and sponsors conferences about topics related to chronic illnesses in children and teens.

Sibling Information Network
The A.J. Pappanikou Center on Special Education and Rehabilitation
991 Main Street
East Hartford, CT 06108
203-282-7050
Though primarily geared to siblings of physically and mentally handicapped children, this group does produce some literature and videotapes of interest to the brothers and sisters of diabetics.

The Diabetes Research Center at Indiana University Medical Center
Will provide you with free guidelines on exercise and sports-training for diabetics. Call 317-630-6370.

Children's Diabetes Center in Milwaukee
Offers intensive courses and seminars for newly diagnosed diabetics and their families. For more information, call 608-262-9300.

The American Association of Diabetes Educators
500 N. Michigan Ave.

Suite 1400
Chicago, IL 60601
312-661-1700
Can provide a list of Certified Diabetes Educators in your area.

American Dietetic Association
216 W. Jackson Blvd.
Suite 800
Chicago, IL 60606
312-899-0040
Will provide the names and phone numbers of registered dieticians in your area.

Barbara Davis Center for Childhood Diabetes
To contact the Barbara Davis Center, mentioned in Chapter 3, call 303-623-2873. The Center provides care and conducts research, and has treated patients from around the world.

Diabetes Treatment Centers of America
1 Burton Hills Blvd.
Nashville, TN 37215
800-327-DTCA
Will give you list of centers in your area, or will help you identify the center closest to where you live.

SugarFree Centers for Diabetics
13715 Burbank Blvd.
P.O. Box 114
Van Nuys, CA 91408
800-972-2323, or in California, 800-336-1222
A resource for cookbooks, pamphlets, and sugar-free foods.

Joslin Diabetes Center
One Joslin Place
Boston, MA 02215
617-732-2400

(See expanded listings in Appendix C, starting on page 139.)

APPENDIX B

Diabetes Supply Houses

Listed below are vendors who offer supplies at fairly low prices—many below retail. To get the best value, request a catalog or listing of their supplies, and you will be able to comparison shop.

Bruce Medical Supply
441 Waverly Oaks Road
Waltham, MA 02254
Phone 800-225-8446
Call in Massachusetts
800-342-8955.

Diabetes Center Pharmacy
P.O. Box 739
Wayzata, MN 55391
Phone 800-848-2793
Collect in Minnesota
612-541-0239

Diabetes Cost Club
450 S. Gravers Road
Plymouth Meeting, PA 19462
Phone 800-288-9980
or 215-275-1325

Diabetic Express
P.O. Box 80037
Canton, OH 44708
Phone 800-338-4656

Diabetes Supply Centers of
America
P.O. Box 101486
Nashville, TN 37210
Phone 800-422-0444
Collect in Tennessee
615-889-6123

Home Service Medical
P.O. Box 4603
Minneapolis, MN 55446
Phone 800-888-5651

H-8 Medical Supplies
P.O. Box 42
Whitehall, PA 18052
Phone 800-344-7633

Thriftee Pharmacy & Home
Diabetes Care
P.O. Box 12568
Roanoke, VA 24026
Phone 800-847-4383
or 703-989-1249

APPENDIX C

Diabetes Treatment and Education Centers

ADA-ACCREDITED CENTERS

Following is a list of diabetes education and treatment centers accredited by the American Diabetes Association. Those marked with an asterisk* have special programs for treating and educating children.

Alabama

Lloyd Noland Hospital
Diabetes Education Program
701 Lloyd Noland Parkway
Fairfield, AL 35064
Brian Beckett, PharmD

Providence Hospital
The Diabetes Center
6801 Airport Boulevard
Mobile, AL 36685
Edward Walters, EdD

University of Alabama at
    Birmingham
Diabetes Research & Educ.
    Hospital
Room D-112
1808 7th Ave. South
Birmingham, AL 35233
Valerie Crenshaw, RN

Arizona

CIGNA Healthplan of Arizona
Outpatient Diabetes Program
755 East McDowell Road
Phoenix, AZ 85006
Phyllis Salem, MS, RD, CDE

Carondolet St. Joseph's Hospital
Diabetes Care Center
350 N. Wilmot Road
Tucson, AZ 85711
Patricia M. Hiller, RN, MEd, CDE

California

Cedars-Sinai Medical Center
Diabetes Outpatient Training and
Education Center (DOTEC)
8730 Beverly Blvd.
Room 134 E. Plaza
Los Angeles, CA 90048

Mary A. Pearce, RN, MS, CDE

Daniel Freeman Hospitals, Inc.
Diabetes Care Center
333 North Prairie
Inglewood, CA 90301
Julie Oldenburg, RD, CDE

Eisenhower Memorial Hospital
The Diabetes Program
Probst Suite 100
39000 Bob Hope Drive
Rancho Mirage, CA 92270
Patricia Granuci, RN

John Muir Medical Center
Diabetes Center
112 La Casa Via, Suite 210
Walnut Creek, CA 94598
Judy Kohn, RN

Little Company of Mary Hospital
Diabetes Management Program
4101 Torrance Blvd.
Torrance, CA 90503
Nancy Tsuyuki, RN

Loma Linda University Medical
    Center
Diabetes Treatment Center
11255 Mt. View Avenue
Suite I
Loma Linda, CA 92354
Ila M. Spangler

Mercy Hospital and Medical
    Center
Diabetes Education Program
4077 Fifth Avenue

San Diego, CA 92103-2180
Sandra Winter, RN, MSN, CDE

Mercy San Juan Hospital
Diabetes Center
6501 Coyle Avenue
Carmichael, CA 95608
Carol Anders, RN, MS

Mt. Diablo Medical Center
Center for Diabetes
2222 East Street, Suite 280
Concord, CA 94520
Marloe Campbell, RN

Parkview Community Hospital
Diabetes Treatment Centers of
    America
3865 Jackson Street
Riverside, CA 92503
Charlotte Hodge, RN, NP, CDE

St. Jude Hospital & Rehabilitation
    Center
The Diabetes Life Center
101 E. Valencia Mesa Drive
Fullerton, CA 92635
Beatrice Schultz, RN

Scripps Memorial Hospital–Chula
    Vista
534 H Street
Chula Vista, CA 92012
Louise Rahmann, RN, CDE

Sharp Cabrillo Hospital
Diabetes Center
3475 Kenyon Street
San Diego, CA 92110

Jacqui Thompson, RN

Sutter General Hospital
Sutter Diabetes Care Center
2801 L Street
Sacramento, CA 95816
Susan Gaston, RN, MN

Tarzana Regional Medical Center
   Diabetes Treatment Centers of
   America
18321 Clark Street
Tarzana, CA 91356
Donna Bender, BA

Warrack Hospital
2449 Summerfield Road
Santa Rosa, CA 95405
Macbeth Moser, RN, CDE

Colorado

Rose Medical Center
Diabetes Treatment Centers of
   America
4567 East Ninth Avenue
Denver, CO 80220
Karen Lollar, RN, MBA, CDE

Connecticut

Hartford Hospital
Diabetes Life Care
80 Seymour Street
Hartford, CT 06115
Anita Gorman, RN

St. Francis Hospital and Medical
   Center

Diabetes Care Center
114 Woodland Street
Hartford, CT 06105
Nicholas Abourizk, MD

District of Columbia

Greater Southeast Community
   Hospital
Diabetes in Control Management
   Program
1310 Southern Avenue S.E.
Washington, DC 20032
William Driskill, RN, CDE

Walter Reed Army Medical Center
Diabetes Education Program
Washington, DC 20307-5001
Stephen Clement, MD, CDE

Florida

Baptist Hospital Diabetes
Education Center
910 West Blount Street
Pensacola, FL 32501
Anita King, RN, MA, CDE

Baptist Hospital of Miami
The Diabetes Care Program
8900 North Kendall Drive
Miami, FL 33176-2197
Lois Exelbert, RN, MS, CDE

Coral Gables Hospital
Diabetes Education Program
3100 Douglas Road
Coral Gables, FL 33134
Jane L. Sparrow, RN, CDE

Florida Hospital Medical Center
601 East Rollins Street
Orlando, FL 32803
Beth Kraas, ARNP, MSN, CDE

Joslin Diabetes Clinic
Memorial Medical Center of
    Jacksonville
3627 University Blvd. South
Suite 435
Jacksonville, FL 32216
Kathy Zoumberis, RN, CDE

Lee Memorial Hospital
Diabetes Treatment Centers of
    America
2776 Cleveland Avenue
Fort Myers, FL 33901
Valerie Barr, RN, BS

Mease Health Care
833 Milwaukee Avenue
P.O. Box 760
Dunedin, FL 34296-0760
Polly Meadows, RN, CDE

Methodist Medical Center

Diabetes Treatment Centers of
    America
580 W. Eighth Street
Jacksonville, FL 32209
Virginia Schenzinger, RN, MN,
    CDE

North Ridge Medical Center
Diabetes Treatment Centers of
    America
5757 N. Dixie Hwy.

Ft. Lauderdale, FL 33334
Sarah Schroeder

Orlando Regional Medical Center
Diabetes Treatment Centers of
    America
1414 South Kuhe Avenue
Orlando, FL 32806-2093
Cynthia Healy, RN, BSN, CDE

University Community Hospital
Diabetes Treatment Centers of
    America
3100 East Fletcher Avenue
Tampa, FL 33613
Al Tudene, CDE

University of Miami Diabetes
Diagnostic and Treatment Center
1500 NW 12th Avenue
Suite 900
Miami, FL 33136
Della Matheson, RN, CDE

West Florida Medical Center
Diabetes Management Center
8383 N. Davis Hwy.
Pensacola, FL 32514
Joy Darby, MS, RD

Georgia

Candler General Hospital
Diabetes Education Program
5353 Reynolds Street
Savannah, GA 31405
Lisa Goodwin, RN, CDE

The Emory Clinic

Section of Internal Medicine
1365 Clifton Road, N.E.
Atlanta, GA 30322
Gayle Russo, RN, MN, CDE

Georgia Center for Diabetes
4470 N. Shallowford Road
Suite 101
Atlanta, GA 30338
Thomas Flood, MD

Humana Hospital-Augusta
Diabetes Care Center
3651 Wheeler Road
Augusta, GA 30910
Carol Pardue, RN, MSN, CDE

Hutcheson Medical Center
100 Gross Crescent Circle
Fort Oglethorpe, GA 30742
Betsy Piloian, RN, MSN, CDE

South Georgia Medical Center
P.O. Box 1727
Valdosta, GA 31601-1727
Linda Wiseman, RN, CDE

University Hospital
1350 Walton Way
Augusta, GA 30910-3599
Sara Brodie, RN, CDE

Hawaii

Straub Clinic and Hospital
The Diabetes Center of the Pacific
888 South King Street
Honolulu, HI 96813
Alice Taniguchi, RN, MPH, CDE

Illinois

Carle Clinic Association
602 West University Avenue
Urbana, IL 61801
Sandra Burke, MSN, RNC, CDE

Glen Ellyn Clinic, SC
Diabetes Education Program
454 Pennsylvania Avenue
Glen Ellyn, IL 60137
Jacqueline Tack, RN, CDE

Highland Park Hospital
718 Glenview Avenue
Highland Park, IL 60035
Margaret Carpentier, BSN

Holy Family Hospital
Stable Lives Diabetes Program
100 N. River Road
Des Plaines, IL 60016
Donald Uhlmeyer

St. Francis of Evanston
Diabetes Treatment Centers of
    America
355 Ridge Avenue
Evanston, IL 60202
Margaret A. Greco

Office of Gerald Sobel, MD
111 North Wabash Avenue
Chicago, IL 60602
Monica Joyce, RD, CDE

Springfield Diabetes & Endocrine
    Center
"Take Charge of Your Diabetes"

2528 Farragut Drive
Springfield, IL 62704
Anne Daly, RD, MS, CDE

VA Medical Center–North
   Chicago
Endocrine/Metabolic Section
   (111E)
3001 Greenbay Road
North Chicago, IL 60064
Janine Stoll, RN, CDE

Indiana

Lafayette Home Hospital
Regional Diabetes Center
2400 South Street
Lafayette IN 47904
Sally A. Stacey, RN

Parkview Regional
Diabetes Care Center
2200 Randallia Drive
Fort Wayne, IN 46805
Nancy Andrews, RN, CDE

St. Joseph Hospital
Taking Charge of Your Diabetes
215 West Fourth Street
Mishawaka, IN 46544
Sister Sharon Marie Fox, RN,
   BSN, CDE

St. Margaret Hospital and Health
   Centers
Adult Diabetes Education
   Program
5454 Hohman Avenue
Hammond, IN 46320

Dorothy Klapak, RN, MS

Iowa

Allen Memorial Hospital
International Diabetes
Center–North
Iowa Affiliate
1825 Logan Avenue
Waterloo, IA 50703
Sandra Thrum, RN, BSN, CDE

Covenant Medical Center
3421 W. Ninth Street and 2101
Kimball Avenue
Waterloo, IA 50702
Rachel Jenson, RN

McFarland Diabetes Center
1215 Duff Avenue
Ames, IA 50010
Charlene Freeman, RN, CDE

*University of Iowa Hospitals and
   Clinics (UIHC)
Diabetes-Endocrinology Unit
Iowa City, IA 52242
Vicki L. Kraus, MS, RN, CDE

Kansas

Bethany Medical Center
Diabetes Education Program
51 North 12th Street
Kansas City, KS 66102
Jamie Lawson, RN, CDE

Stormont-Vail Regional Medical
   Center

Diabetes Learning Center
1500 W. 10th Street
Topeka, KS 66604
Christine Clarkin, RNC, CDE

*St. Joseph Medical Center
3600 E. Harry
Wichita, KS 67218
Deborah Hinnen, RN, MN, CDE

Kentucky

Humana Hospital–Lexington
150 North Eagle Creek Drive
Lexington, KY 40509
Cindy Thompson

Lourdes Hospital
Diabetes Patient Education
    Program
1530 Lone Oak Road
Paducah, KY 42003
Sophia Chandler, RN, CDE

Mercy Hospital
Diabetes Education Program
1006 Ford Avenue
Owensboro, KY 42301
Rosemary Craig, RN

Methodist Evangelical Hospital
Diabetes Care Center
315 E. Broadway
Louisville, KY 40202-1703
Sara Crawford, RN, CDE

Northern Kentucky Diabetes
    Control Program
401 Park Avenue

Newport, KY 41071
Patricia Foxworthy, RD, MS

St. Luke Hospital East
Diabetes Center
85 North Grand Avenue
Fort Thomas, KY 41075
Benita Burgess, BSN
(606) 572-3400

Saints Mary & Elizabeth Hospital
Diabetes Treatment Centers of
    America
1850 Bluegrass Avenue
Louisville, KY 40215
Paula Pierce, RD, CDE

Louisiana

Baton Rouge General Medical
    Center
The Diabetes Center
3600 Florida Boulevard
Baton Rouge, LA 70821-2511
Peggy Bourgeois, RN, BSN, CDE

East Jefferson General Hospital
Diabetes Management Center
4200 Houma Blvd.
Metairie, LA 70011
Anne Buescher, RN, CDE

Glenwood Regional Medical
    Center
Diabetes Treatment Centers of
    America
P.O. Box 35805
West Monroe, LA 71294-5805
Frances McGough

Medical Center of Baton Rouge
Diabetes Management Center
17000 Medical Center Drive
Baton Rouge, LA 70816
Pam Bassett, MS, RD, LDN

Diabetes Center of
    North Monroe Hospital
3421 Medical Park Drive
Monroe, LA 71203
Richard Huth

St. Francis Medical Center
Diabetes Care Center
309 Jackson Street
Monroe, LA 71201
Janis Webber, RN

Tulane University Medical Center
Center for Diabetes
1415 Tulane Avenue
New Orleans, LA 70112
Trudy Parker, RN, CDE

Willis-Knighton Medical Center
2600 Greenwood Road
Shreveport, LA 71103
Frances Hazzard, LDN, RD

Maine

Cary Medical Center
37 Van Buren Road
Caribou, ME 04736
Gloria Bouchard, RN

Eastern Maine Medical Center
"Managing Your Diabetes"
489 State Street

Bangor, ME 04401
Pat Stenger, RN, CDE

Yankee Healthcare, Inc.
152 Dresden Avenue
P.O. Box 550
Gardner, ME 04345
Kathleen Beers, RN

Maryland

Suburban Hospital
8600 Old Georgetown Road
Bethesda, MD 20814
Joan Wells, RN, CDE

Massachusetts

Baystate Medical Center
Diabetes Teaching Program
759 Chestnut Street
Springfield, MA 01199
Darlene Biggs, RN, MSN, CDE

*Joslin Diabetes Center
One Joslin Place
Boston, MA 02215
Donna Richardson, RN, MS,
    CDE
(See expanded list, page 161)

Waltham Weston Hospital &
    Medical Center
Diabetes Treatment Centers of
    America
5 Hope Avenue
Waltham, MA 02254-9116
Debra Kaplan

Michigan

Henry Ford Hospital
Ambulatory Diabetes
Regulation/Education Program
2799 West Grand Blvd.
Detroit, MI 48202
Iris J. Whitehouse, RN, BSN,
    CDE

MidMichigan Regional Medical
    Center
International Diabetes Center
    Affiliate
4005 Orchard Drive
Midland, MI 48670
Marilyn Haeussler

Minnesota

Duluth Diabetes Center
404 East 4th Street
Duluth, MN 55805
Gwen Hall-Verchota, RN, MA,
    CDE

Fairview Southdale Hospital
Diabetes Education and Self-
    Management Program
6401 France Avenue South
Edina, MN 55435
Karen Mecklenberg, RN, MSN

Group Health, Inc.
Diabetes Education Program
22829 University Avenue S.E.
Minneapolis, MN 55414
Carolé Mensing, RN, MA

*International Diabetes Center
Park Nicollet Medical Foundation
5000 West 39th Street
Minneapolis, MN 55416
Judy Ostrom Joynes, RN, MA,
    CDE

Mayo Clinic
Diabetes Clinic, N15
200 First Street S.W.
Rochester, MN 55905
Naomi Munene, RN

North Memorial Medical Center
Diabetes Education Program
3300 North Oakdale
Robbinsdale, MN 55422
Melissa Kiefer, RN

Rice Memorial Hospital
IDC-Willmar Associate
301 Becker Avenue S.W.
Willmar, MN 56201
Deborah Lippert

St. Luke's Hospital
Diabetes Education Program
915 East First Street
Duluth, MN 55805
Cristine Stephenson

Missouri

*Barnes Hospital
Diabetes Education Program
One Barnes Hospital Plaza
St. Louis, MO 63110
Patricia Potter, RN, MSN

*Children's Mercy Hospital
824th at Gillham Road
Kansas City, MO 64108
Joyce Mosiman, RD, CDE

Cox Diabetes Center
Lester E. Cox Medical Centers
1423 N. Jefferson
Springfield, MO 65802
Shirley Phillips, RN

International Diabetes Center
Kansas City Regional Affiliate
2184 East Meyer Blvd.
Kansas City, MO 64132
Mary Fulton, RN, BA, CDE

Lucy Lee Hospital
Diabetes Education Program
2620 N. Westwood Blvd.
Poplar Bluff, MO 63901
Jolene Kotschwar, RN, MSN

St. John's Mercy Medical Center
615 South Ballas Road
St. Louis, MO 63141-8221
Katie Stewart, RN, CDE

St. John's Regional Health Center
Diabetes Education Series
1235 E. Cherokee
Springfield, MO 65804-2263
Yvonne Morris, RN, CDE

St. Luke's Hospital
Diabetes Center
Peet Outpatient Center
Warnall Road at 44th
Kansas City, MO 64111

Ruth Mencl, RN, MN, CDE

St. Mary's Health Center
Diabetes Education Program
6420 Clayton Road
St. Louis, MO 63117
Marie Campbell, RN, BSN

Trinity Lutheran Hospital
Diabetes Treatment Centers of
    America
3030 Baltimore
Kansas City, MO 64108
Mary Frances Haake, BA

Montana

Trinity Hospital
Outpatient Education Program
315 Knapp Street
Wolf Point, MT 59102
Sandy Rensvold

Nebraska

Midlands Diabetes Education and
Self-Help Center
824 Doctors Bldg., South Tower
4239 Farnum Road
Omaha, NE 68131
Mary Leighton, RN, BSN, CDE

Nevada

Desert Springs Hospital
Diabetes Education Program
2075 E. Flamingo Road
Las Vegas, NV 89119

Joyce Malaskovitz, RN, BSN, CDE

New Hampshire

St. Joseph Hospital
172 Kinsley Street
Nashua, NH 03061
Donna M. Clark, RN, BS, CDE

New Jersey

Diabetes Center of New Jersey, Inc.
1257 Marion Avenue
Plainfield, NJ 07060
Lori Sherman-Appel, RN, BSN, CDE

East Orange VA Medical Center
Diabetes Education & Treatment Center
Tremont Avenue
East Orange, NJ 07019
Mavourneen Mangan, MS, RNC, ANP, CDE

*Englewood Hospital Association
Diabetes Program
350 Engle Street
Englewood, NJ 07631
Nancy J. Zoebelein, RN

Monmouth Medical Center
Diabetes Treatment Center of America
300 Second Avenue
Long Branch, NJ 07740
Cecilia Smith-Snyder, RD, BS,

CDE

New Mexico

Indian Health Service
Albuquerque Service Unit
801 Vassar Drive N.E.
Albuquerque, NM 87106
Lorraine Valdez, RN

New York

Diabetes Education Associates
600 Northern Boulevard
Suite 111
Great Neck, NY 11021
Pat McTigue, RN, CDE

*Mount Sinai Medical Center
Div. of Pediatric Endocrinology
 and Metabolism
One Gustave L. Levy Place
Box 1198
New York, NY 10029
Paula Liguori, RN, CDE

North Shore University Hospital
Cornell University Medical
 College
Diabetes Education & Treatment
 Center
300 Community Drive
Manhasset, NY 11030
Rita Saltiel, RN, MPH, CDE, CHES

St. Luke's/Roosevelt Hospital
 Center
Ambulatory Care Department

Amsterdam Avenue at 114th
 Street
New York, NY 10025
Marjorie Clark, RN

*Winthrop-University Hospital
259 First Street
Mineola, NY 11501
Virginia Peragallo-Dittko, RN,
 CDE

North Carolina

The Charlotte-Mecklenburg
Hospital Authority
Carolinas Diabetes Center
1000 Blythe Boulevard
Charlotte, NC 28207
Sue Hartman, RN, MN, CDE

East Carolina University
 School of Medicine
Diabetes Self-Care Program
Section of Endocrinology &
Metabolism
Greenville, NC 27858
Sue B. Daughtry, RD, CDE

Greensboro Diabetes Self-Care
 Center
1022 Professional Village
Greensboro, NC 27401
Charles Gegick, MD

Nalle Clinic
Diabetes Center
1350 S. Kings Drive
Charlotte, NC 28207
Linda Million, RN, CDE

Raleigh Community Hospital
Diabetes Treatment Centers of
 America
3400 Wake Forest Road
Raleigh, NC 27609
Michael N. Tudeen

Wesley Long Community
 Hospital
Diabetes Treatment Centers of
 America
501 North Elam Avenue
P.O. Drawer X-3
Greensboro, NC 27402
Elaine Button, RN, BS, CDE

North Dakota

Diabetes Center MeritCare
Fargo Clinic MeritCare
737 Broadway
Fargo, ND 58123
Cheryl Stepka, MA, RN, CDE

Grand Forks Regional Diabetes
 Education Center
1000 South Columbia Road
P.O. Box 6003
Grand Forks, ND 58206-6003
Nancy O'Connor

Ohio

Akron City Hospital
Diabetes Self-Care Program
525 East Market Street
Akron, OH 44309-2090
Kathy Jett, RN, MSN, CDE

*Children's Hospital Medical
Center
Elland and Bethesda Avenues
Cincinnati, OH 45229-2899
Debra Drozda, RN, MS

Flower Memorial Hospital
5200 Harroun Road
Sylvania, OH 43560
Timothy J. Green

Lakewood Hospital
Diabetes Center
14519 Detroit Avenue
Lakewood, OH 44107
Joyce Bredenbeck, BSN, RN

Loraine Community Hospital
Diabetes Comprehensive Care
    Program
3700 Kolbe Road
Lorain, OH 44053-1697
Betty Mackintosh, RN, CDE

Mercy Hospital
2238 Jefferson Avenue
Toledo, OH 43624
Patti J. Gallagher, RN, CDE

Mt. Sinai Medical Center
Saltzman Institute Diabetes Center
University Circle
1 Mt. Sinai Drive
Cleveland, OH 44106
Eva Bradley, RN

Physicians, Inc.
Diabetes Management Center
825 West Market Street

Lima, OH 45011
Mary Ellen Good, MS, RN, CDE

Saint Thomas Medical Center
The Diabetes Center
444 North Main Street
Akron, OH 44310
MaryEllen Barry, RN, CDE

University MEDNET
Center for Diabetes Care
218599 Lake Shore Blvd.
Euclid, OH 44119
Karen Lenardic, RN

Oklahoma

Claremore Diabetes Program
U.S. Public Health Service
    Indian Hospital
101 South Moore
Claremore, OK 74017
Johnnie Brasuell, MS, RN, CDE

Saint Francis Hospital
Diabetes Center
William Medical Building
6585 South Yale, Suite 300
Tulsa, OK 74136
Cathey Pielsticker, RN, MS, CDE

Oregon

Good Samaritan Hospital &
    Medical Center
Diabetes Institute
1130 N.W. 22nd Avenue
Suite 400A
Portland, OR 97210

Joan Kono, RN

Providence Medical Center
Diabetes Treatment Centers of
   America
4805 N.E. Glisan Street
Portland, OR 97213
Patricia Oriet, RN, CDE

Salem Hospital
P.O. Box 14001
665 Winter Street S.E.
Salem, OR 97309-5014
Veralyn Klosterman, RN, CDE

Pennsylvania

The Chester County Hospital
Diabetes Learning Center
701 East Marshall Street
West Chester, PA 19380
Deborah Fitzpatrick, RN, CDE

*Children's Hospital of Pittsburgh
One Children's Place
3705 Fifth Avenue
Pittsburgh, PA 15213-2583
Jean Betschart, RN, MS, CDE
Linda Siminerio, RN, MS, CDE

*Geisinger Wyoming Valley
Medical Center
1000 E. Mountain Drive
Wilkes-Barre, PA 18711
Roberta Hughes, RN, BS, CDE

Guthrie Healthcare System
Guthrie Medical Center
Guthrie Square

Sayre, PA 18840
Elizabeth Dolan, RN

Office of David Lawrence, MD
Education Program Coordinator
Internal Medicine/Endocrinology
301 South Seventh Avenue
West Reading, PA 19611

Montgomery HospitalDiabetes
Treatment Centers of America

Powell and Fornance Streets
Norristown, PA 19401
Barbara F. Pitkow, MS, MEd

Wilkes-Barre General Hospital
Diabetes Education Program
North River and Auburn Streets
Wilkes-Barre, PA 18764
Pat Ruda, RN, MNS, CDE

South Carolina

Richland Memorial Hospital
Diabetes Education Program
Five Richland Medical Park
Columbia, SC 29203
Kay Garrett, RN, CDE

Spartanburg Regional Medical
   Center
Diabetes Management Center
101 East Wood Street
Spartanburg, SC 29303
Edie McNinch

South Dakota

McKennan Hospital
Diabetes Education Program
800 East 21st Street
Box 5045
Sioux Falls, SD 57117-5045
Mary Lobb, RN, CDE

Sioux Valley Hospital
1100 South Euclid Avenue
P.O. Box 5039
Sioux Falls, SD 57117-5039
Yvonne Bailey, RN

Tennessee

Baptist Memorial Hospital
Medical Center
899 Madison Avenue
Memphis, TN 38146
Shelly Branch, RN

Donelson Hospital
The Diabetes Center
3055 Lebanon Road
Nashville, TN 37215
Catherine Tibbetts, BSN, MPH

Endocrinology-Diabetes Associates
Diabetes Care Program
4230 Harding Road, Suite 527
Nashville, TN 37205
Anne Brown, CDE, MSN

Erlanger Medical Center
Regional Diabetes Center
975 East Third Street
Chattanooga, TN 37403
Mary Goodner, RN, CDE

Indian Path Medical Center
Diabetes Treatment Centers of
   America
2000 Brookside Road
Kingsport, TN 37660
Dayle C. Benson

*LeBonheur Children's Medical
   Center
Diabetes Education Program
One Children's Plaza
Memphis, TN 38103
Beverly West, RN, BSN, CDE

Regional Medical Center at
   Memphis
877 Jefferson Avenue
Memphis, TN 38103
Anna Averill, RN, CDE

Department of VA Medical Cente
Memphis VA Diabetes Education
   Program
Memphis, TN 38104
Clyde Elder, RN, MSN, CDE

University of Tennessee Medical
   Center
The Diabetes Center
1924 Alcoa Highway
Knoxville, TN 37920
Catherine Thomas, RN

Texas

AMI Park Plaza Hospital
Diabetes Treatment Centers of
   America
1313 Herman Drive

Houston, TX 77004
Emily Cook, MEd

Baylor University Medical Center
Ruth Collins Diabetes Center
3500 Gaston Avenue
Dallas, TX 75246
Deborah K. Dennis, RN, BS,
    CDE

*Children's Diabetes Management
    Center
Department of Pediatrics
University of Texas Medical
    Branch
Galveston, TX 77550
Barbara Schreiner, RN, MN, CDE
Luther B. Travis, MD, CDE

Endocrine Associates of Dallas
    P.A.
5480 La Sierra Drive
Dallas, TX 75231
Joan Colgin, RN, BSN, CDE

High Plains Baptist Hospital
Center for Diabetes Care
1600 Wallace Blvd
Amarillo, TX 79106
Karen King, RN

Irving Hospital
Diabetes Lifestyle Center
1901 North MacArthur
Irving, TX 75061
Sally Hill, RN, CDE

St. David's Hospital
Diabetes Center

Box 4039
Austin, TX 78765-4039
Mary Hight

Scott & White Clinic
Diabetes Education Program
2401 S. 31st Street
Temple, TX 76508
Veronica Piziak, MD

Spohn Hospital
600 Elizabeth Street
Corpus Christi, TX 78404
Cheryl Jay, RN, BSN

Utah

HCA, St. Mark's Hospital
Diabetes Treatment Centers of
America
1200 East 3900 South
Salt Lake City, UT 84124
Judy Loper

Holy Cross Hospital
Center for Diabetes Management
and Research
1050 East South Temple
Salt Lake City, UT 84102
William Bruce

Virginia

Allegheny Regional Hospital
Diabetes Education Program
Exit 6, I-64
Low Moor, VA 24457
Brenda Lindsay, RN, BSN

Chippenham Medical Center
Diabetes Treatment Center
7101 Jahnke Road
Richmond, VA 23225

DePaul Medical Center
150 Kingsley Lane
Norfolk, VA 23505
Kathy Grillo, RN, MEd, CDE

Loudoun Healthcare, Inc.
Diabetes Management Program
224 Cornwall Street N.W.
Leesburg, VA 22075
Debbie Sauvé, MSN, RN, CDE

Richmond Diabetes Management
  Center
7301 Forest Avenue
Richmond, VA 23226
Sallie Bartholomew, RN, CDE

The Memorial Hospital
Diabetes Education Program
142 South Main Street
Danville, VA 24541
Lois Herb, RN

Fairfax Hospital
IDC-Virginia
3300 Gallows Road
Falls Church, VA 22046
Kathryn Mulcahy, RN

Jefferson Hospital
Diabetes Management Center
4600 King Street
Alexandria, VA 22302
Barbara Staiger, RN

Roanoke Memorial Hospitals
Diabetes Care Unit
Belleview at Jefferson Street
Roanoke, VA 24033
Flora Cantor, RN

Washington

St. Joseph Hospital and Health
  Care Center
Diabetes Education Program
1718 South I Street
P.O. Box 2197
Tacoma, WA 98401
Jacqueline Siegel, MN, RN, CDE

Virginia Mason Medical Center
Diabetes Center
1100 Ninth Avenue
Seattle, WA 98111

West Virginia

Camden-Clark Memorial Hospital
Diabetes Management Center
800 Garfield Avenue
P.O. Box 718
Parkersburg, WV 26101
Cherrie Cowan, RN, BSN, CDE

Wisconsin

*Children's Hospital of Wisconsin
9000 West Wisconsin Avenue
P.O. Box 1997
Milwaukee, WI 53201
Marian Benz, MS, RD, CDE

Columbia Hospital

Diabetes Treatment Centers of
America
2025 East Newport Avenue
Milwaukee, WI 53211
Mark Klosiewski, RN, MSN,
CDE

Dean Medical Center
Diabetes Program
1313 Fish Hatchery Road
Madison, WI 53715
Dory Blobner, RN, MS, CDE

Froedtert Memorial Lutheran
Hospital
Diabetes Care Center
Medical College of Wisconsin
9200 W. Wisconsin Avenue
Milwaukee, WI 53226
Julie Kuenzi, RN, MSN, CDE

Prairie Clinic, S.C.
Diabetes Focus Program
55 Prairie Avenue
Prairie du Sac, WI 53578
Catherine M. Boatwright, RN,
BSN

St. Luke's Medical Center
Diabetes Education Program
2900 W. Oklahoma Avenue
Milwaukee, WI 53215
Lois Salzwedel, RN, CDE

Wyoming

DePaul Hospital
Diabetes Education Program
2600 East 18th Street

Cheyenne, WY 82001
Amy Jaraczeski, RN, CDE

The following centers also provide diabetes care and education:

DIABETES TREATMENT CENTERS

Diabetes Treatment Centers of America
One Burton Hills Boulevard
Nashville, TN 37215
615-665-1133
Nation-wide treatment facilities located in traditional hospital settings. Many, but not all, offer in-patient education programs of a week's duration or more. (See expanded listings on page 158.)

Joslin Diabetes Center
One Joslin Place
Boston, MA 02215
617-732-2400
(See expanded listings on page 161)
Affiliated with:

Memorial Medical Center
3627 University Boulevard
Jacksonville, FL 32216
904-391-1500
One of the first centers devoted exclusively to diabetes treatment. Also a research center.

Joslin Diabetes Clinic at St. Barnabas Medical Center
101 Old Short Hills Road
West Orange, NJ 07052
201-325-6555
Serving New York, New Jersey, and Pennsylvania.

Diabetes Treatment Unit–The New York Eye and Ear Infirmary
310 East 14th Street
New York, NY 10003
212-979-4000
Patients must be referred by their own physician. Emphasis is on self-care information. Regulation program has limited enrollment for its week-long in-patient setting.

International Diabetes Center–Park Nicollet Medical Foundation
500 West 39th Street
Minneapolis, MN 55416
612-927-3393
Has affiliates in other locations.
Not an in-patient program, but it does attract clients from throughout the country. IDC is a major education center for both patients and health professionals, as well as a publisher of educational materials.

DIABETES TREATMENT CENTERS OF AMERICA

Alexian Brothers Medical Center
800 West Bietsterfield Road
Elk Grove Village, IL 60007
312-981-5565

Baptist Medical Center
9601 Interstate 630, Exit 7
Little Rock, AR 72205-7299
501-227-1877

Children's Hospital of San
  Francisco
3700 California Street
4 East
San Francisco, CA 94118
415-750-6506

Columbia Hospital
2025 East Newport Avenue
Milwaukee, WI 53211
414-961-4641

Cooper Hospital/University
Medical Center
One Cooper Plaza
Camden, NJ 08103
609-342-2939

Doctors Hospital of Columbus
616 19th Street
Columbus, GA 31993
404-571-4161

Doctors Hospital of Lakewood
3700 East South Street
Lakewood, CA 90712
213-408-0454

Erlanger Medical Center
975 East Third Street
Chattanooga, TN 37403
615-778-3939

Foothill Presbyterian Hospital
250 South Grand Avenue
Glendora, CA 91740
818-914-1911
Mailing address:
150 South Grand Avenue
Suite B
Glendora, CA 91740

Georgetown University Hospital
3800 Reservoir Road N.W.
7 Bles, 7th floor
Washington, DC 20007

202-784-2200

Glendale Adventist Medical
    Center
1509 Wilson Terrace
Glendale, CA 91206
818-500-0256 x 7759

Holy Cross Hospital
1050 East South Temple
Salt Lake City, UT 84102
801-350-8114

Lee Memorial Hospital
2776 Cleveland Avenue
Fort Myers, FL 33902
813-334-5200

Mercy Hospital
3663 South Miami Avenue
Miami, FL 33133
305-285-2930

Mercy Hospital & Medical Center
Stevenson Expressway & King
    Drive
Chicago, IL 60616
312-567-8775

Methodist Hospital
580 West 8th Street
Jacksonville, FL 32209
904-798-8195

Metropolitan Hospital—Central
201 N. Eighth Street
Philadelphia, PA 19106
215-238-2951

Metropolitan Hospital—Parkview
1331 E. Wyoming Avenue
Philadelphia, PA 19124
215-537-7951

Metropolitan Hospital—
    Springfield
190 W. Sproul Road
Springfield, PA 19064
215-328-8951

Metropolitan Mt. Sinai Medical
    Center
900 South 8th Street
Minneapolis, MN 55404
612-347-4208

Monmouth Medical Center
300 Second Avenue
Long Branch, NJ 07740
201-870-5696

Montgomery Hospital
Powell & Fornance Streets
Norristown, PA 19401
215-270-2301

Moses Taylor Hospital
700 Quincy Avenue
Scranton, PA 18510
717-963-2140

Newark Beth Israel Medical
    Center
201 Lyons Avenue
Newark, NJ 07112
201-926-3218

Orlando Regional Medical Center

1414 South Kuhl Avenue
Orlando, FL 32806-2093
407-237-6330

AMI Park Plaza Hospital
1313 Hermann Drive
Houston, TX 77004
713-527-5761

HCA/Raleigh Community
   Hospital
3400 Old Wake Forest Road
Raleigh, NC 27609

RHD Memorial Medical Center
LBJ Freeway at Webbs Chapel
   Road
Dallas, TX 75381-9094
214-888-7005

Riverside Community Hospital
4445 Magnolia Avenue
Riverside, CA 92501
714-788-3491

Roper Hospital
316 Calhoun Street
Charleston, SC 29401-1125
803-724-2412

Rose Medical Center
4567 East 9th Avenue
Denver, CO 80220
303-320-2490

St. Joseph Medical Center
3600 East Harry Street
Wichita, KS 67218
316-689-6080

Somerset Medical Center
110 Rehill Avenue
Somerville, NJ 08876
201-685-2846

Sun Towers Hospital
1801 North Oregon Street
El Paso, TX 79902
915-533-7585

AMI Tarzana Regional Medical
   Center
18321 Clark Street
Tarzana, CA 91356
818-708-5455

Trinity Lutheran Hospital
3030 Baltimore
Kansas City, MO 64108
816-753-5100

United Hospital
333 North Smith Avenue
St. Paul, MN 55102
612-298-8780

University Community Hospital
3100 East Fletcher Avenue
Tampa, FL 33613
813-972-7262

Waltham Weston Hospital &
Medical Center
5 Hope Avenue
Waltham, MA 02254-9116
617-647-6222

Wesley Long Community
   Hospital

501 North Elam Avenue
P.O. Box Drawer X-3
Greensboro, NC 27403
919-854-6142

Western Medical Center
1001 North Tustin Avenue
Santa Ana, CA 92705
714-953-3620

HCA/West Paces Ferry Hospital
3200 Howell Mill Road N.W.
Atlanta, GA 30327
404-350-5555

JOSLIN DIABETES CENTERS

Joslin Diabetes Clinic
Morton Plant Hospital
Clearwater, FL 34616
813-461-8300

Joslin Diabetes Clinic
Memorial Medical Center
Jacksonville, FL 32216
904-391-1500

Joslin Diabetes Clinic
Baptist Hospital of Miami
8900 N. Kendall Drive
Miami, FL 33176
800-992-1879

Joslin Diabetes Clinic
Methodist Hospital of Indiana and
    Diabetes and Endocrinology
    Associates

Indianapolis, IN 46260
317-843-0000

Joslin Diabetes Center
Boston, MA 02215
617-732-2400;
Framingham, MA 01701
508-620-9600

Joslin Diabetes Clinic
Saint Barnabas Medical Center
101 Old Short Hills Road
West Orange, NJ 07052
201-325-6555

Joslin Diabetes Clinic
West Penn Hospital
Pittsburgh, PA 15224
412-578-1724

JDF CHAPTERS

Birmingham Chapter
P.O. Box 360253
Birmingham, AL 35236
205-326-9995

First Arkansas Chapter
101 Fox Creek
Hot Springs, AR 71901
501-321-9182

Greater Phoenix Chapter
One East Camelback
Suite 605
Phoenix, AZ 85012
602-264-0370

Inland Empire Chapter
1520 N. Waterman Avenue
San Bernardino, CA 92404
714-888-3298

Los Angeles Chapter
10811 Washington Blvd.
Suite #301
Culver City, CA 90232
213-842-6742

Orange County Chapter
17200 Jamboree Blvd.
Suite K
Irvine, CA 92714
714-553-0363

Riverside Chapter
3526 Nelson Street
Riverside, CA 92506
909-369-1392

Sacramento Chapter
2151 River Plaza Drive, Suite 205
Sacramento, CA 95833
916-927-5676

San Diego Chapter
8304 Claremont Mass Blvd.
Suite #101
San Diego, CA 92111
619-279-9160

Greater Bay Area Chapter
1806 A Union Street
San Francisco, CA 94123
415-441-7720

Rocky Mountain Chapter

295 Clayton
Suite #204
Denver, CO 80206
303-321-7442

Colorado Springs Branch
719-684-2230

Greeley Chapter
P.O. Box 3134
Greeley, CO 80634
303-353-3602

Greater Hartford Chapter
18 North Main Street
West Hartford, CT 06107
203-561-1153

Greater New Haven Chapter
364 Whitney Avenue
New Haven, CT 06511
203-776-3200

Greater Hartford Chapter
18 North Main Street
Third Floor
West Hartford, CT 06107
203-561-1153

Fairfield County Chapter
4 Forest Street
New Canaan, CT 06840
203-972-1729

Greater Waterbury Guild
P.O. Box 788
Watertown, CT 06795
203-274-1407

First State Chapter
3202 Kirkwood Highway
Suite #206
Wilmington, DE 19808
302-633-3550

Capitol Chapter
1400 I Street N.W.
Suite #500
Washington, DC 20005
202-371-0044

Honolulu Chapter
826 Kainui Drive
Kailua, HI 96734
808-537-8312

South Florida Chapter
800 East Broward Blvd.
Suite #101
Fort Lauderdale, FL 33301
305-768-9008

Central Florida Chapter
266 Wilshire Blvd.
Suite #151
Casselberry, FL 32707
407-331-2873

Palm Beach Chapter
204 Brazilian Avenue
Suite #202
Palm Beach, FL 33480
407-655-0825

Greater Palm Beach County
   Chapter
6671 West Indiantown Rd.
Suite #56-347

Jupiter, FL 33458
405-840-0132

North Florida Guild
P.O. Box 56547
Jacksonville, FL 32241
904-260-2903

Tampa Bay Chapter
1 Progress Plaza
Suite #610
St. Petersburg, FL 33704
813-821-1616

Georgia Chapter
229 Peachtree St. N.E.
Caine Tower
Atlanta, GA 30303
404-688-2646

East Central Illinois Chapter
P.O. Box 192
Villa Grove, IL 61956
217-351-6997

Greater Chicago Chapter
70 W. Hubbard St. #205
Chicago, IL 60610
312-670-0313

Springfield Chapter
P.O. Box 2178
Springfield, IL 62705
217-787-7879

Greater Indianapolis Chapter
3011 Lucann Street
Carmel, IN 46033
317-844-2688

Southern Indiana Chapter
P.O. Box 53
Sullivan, IN 47882
812-382-4421

Central Iowa Chapter
P.O. Box 4644
Des Moines, IA 50306
515-967-6623

Northeast Iowa Chapter
602 Sycamore St.
Jamesville, IA 50647
319-987-2083

Kansas City Chapter
P.O. Box 6553
Shawnee Mission, KS 66206
816-444-4688

Louisville Chapter
P.O. Box #6831
Louisville, KY 40206
502-566-6828

Campbellsville Chapter
418 Green Leaf Drive
Campbellsville, KY 42719
502-465-3154

Bluegrass Chapter
103 Robinson Drive
Richmond, KY 40475
606-624-2637

Louisiana Chapter
3456 Cleary Avenue
Suite #602
Metairie, LA 70002

504-887-1600

Portland Chapter
P.O. Box 426
Westbrook, ME 04092
207-854-8710

Central Maryland Chapter
5 E. Gwynn Mills Court
Owing Mills, MD 21117
410-356-4555

Worcester County Chapter
45 Timrod Drive
Worcester, MA 01603
508-753-0742

Bay State Chapter
770 Dedham Street
Canton, MA 02021
617-575-0677

Greater Springfield Chapter
11 Acorn Lane
Ludlow, MA 01054
413-589-0687

Metropolitan Detroit Chapter
29350 Southfield Road #114
Southfield, MI 48076
313-569-6171

Ann Arbor Branch
313-662-4708

S.W. Suburban Detroit Branch
15544 Michigan Avenue
Dearborn, MI 48126
313-582-7520

Upper Peninsula Chapter
85 1st Street
Laurium, MI 49913
906-337-5928

West Michigan Chapter
4362 Cascade Road S.E.
Suite # 116
Grand Rapids, MI 49546
616-957-1838

Hiawathaland Chapter
P.O. Box 6953
Rochester, MN 55903
507-288-7847

Minneapolis/St. Paul Chapter
Butler North Bldg
510 1st Ave., No.
Suite #410
Minneapolis, MN 55403
612-455-0201

Southern Mississippi Chapter
Rte. 5, Box 511
Brookhaven, MS 39601
601-366-4400

St. Louis Chapter
225 South Meramec Ave.
Suite #400
Clayton MO 63105
314-726-6778

Lincoln Chapter
P.O. Box 94625
Lincoln, NE 68509
402-467-2254

Omaha Council Bluffs Chapter
P.O. Box 241209
Omaha, NE 68124
402-592-3948

Las Vegas Chapter
4220 South Maryland Parkway,
Suite #112
Las Vegas, NV 89119
702-732-4795

New Hampshire Chapter
P.O. Box 3194
Nashua, NH 03061
603-595-2595

Cape Atlantic Chapter
c/o Argus Real Estate
6511 Ventnor Ave
Atlantic City, NJ 08406
609-823-0689

Central Jersey Chapter
146 Maple Avenue
Red Bank, NJ 07701
908-842-8117

North Jersey Chapter
513 W. Mt. Pleasant Ave.
Livingston, NJ 07039
201-992-0375

Princeton Guild
72 Arreton Road
Princeton, NJ 08540
609-497-2060

South Jersey Chapter
496 Kings Highway North

Cherry Hill, NJ 08034
609-779-9202

Tri-County Chapter
139 Raritan Avenue
Highland Park, NJ 08904
201-249-1711

Albuquerque Chapter
P.O. Box 35388
Albuquerque, NM 87176
505-883-9532

Binghamton Chapter
46 Felters Road
Binghamton, NY 13903
607-772-1728

Dutchess County Chapter
Eclison Motor Inn
Route 55
Poughkeepsie, NY 12603
914-454-9458

Long Island/South Shore Chapter
P.O. Box 358
Cedarhurst, NY 11516
516-569-2200

MidHudson Chapter
P.O. Box 352
Westtown, NY 10998
914-355-1625

Nassau-Suffolk Chapter
350 Willis Avenue
Mineola, NY 11501
516-739-2873

Westchester Branch
914-238-3949

New York Chapter
381 Park Ave. South
Suite #507
New York, NY 10016
212-689-2860

Brooklyn, NY Branch
718-768-0095

Staten Island, NY Branch
718-727-5325

Queens, NY Branch
718-478-1594

Rockland/Bergen/Passaic Chapter
0-108 29th Street
Fair Lawn, NJ 07410
201-791-7155

Capital-Saratoga Chapter
26 Twilight Drive
Clifton Park, NY 12065
518-449-1360

Syracuse Chapter
Box 71 Solvay Station
Syracuse, NY 13209
315-474-0601

Ulster County Chapter
P.O. Box 24
Lake Katrine, NY 12449
914-336-5426

Western New York Chapter

442 Beach Road at Maryvale
Buffalo, NY 14225
716-632-2873

Asheville Guild
5 Arboretum Road
Asheville, NC 28803
704-274-3136

Blue Ridge Chapter
1114 Little John Drive
Morganton, NC 28655
704-728-8466

Charlotte Chapter
1012 South King Drive
Suite #701
Charlotte, NC 28283
704-377-2873

N.E. North Carolina Chapter
1812fi N Road
Elizabeth City, NC 27909
919-335-0107

Central Carolina Chapter
P.O. Box 14393
Research Triangle Park, NC
27709
919-775-3821

Greater Cincinnati Chapter
10901 Reed Hartman Hway.
Suite #202
Cincinnati, OH 45242
513-793-3223

Cleveland Chapter
4500 Rockside Road

Suite #420
Cleveland, OH 44131
216-524-6000

Greater Dayton Chapter
4610 Penn Avenue
Suite #302
Dayton, OH 45458
513-256-2873

Mid-Ohio Chapter
1700 Arlingate Lane
Columbus, OH 43228
614-278-2474

East Central Ohio Chapter
4510 Belden Village St. N.W.
Suite #L-15
Canton, OH 44718
216-492-2873

Northwest Ohio Chapter
5241 Southwyck Blvd.
Suite #220
Toledo, OH 43614
419-866-8878

Central Oklahoma Chapter
P.O. Box 636
Norman, OK 73070
405-364-1583

Greater Portland Chapter
1281 Overlook Drive
Lake Oswego, OR 97034
503-638-8825

Greater ABE Chapter
539 North 16th Street

Allentown, PA 18102
215-820-0125

Berks County Chapter
1213 Lancaster Park West
Reading, PA 19607
215-775-4169

Greater Harrisburg Chapter
2600 North Third Street
Harrisburg, PA 17110
717-233-6855

Lawrence County Chapter
RD 6 Box 319
New Castle, PA 16101
412-924-2941

Norristown Chapter
5108 Brandywine Drive
Eagleville, PA 19403
215-630-1490

Philadelphia Chapter
2200 Benjamin Franklin Parkway
Philadelphia, PA 19130
215-567-5334

Greater Pittsburgh Chapter
300 Sixth Avenue
Suite #273
Pittsburgh, PA 15222
412-471-1414

Low Country Chapter
667 Ferry Street
Mt. Pleasant, SC 29464
803-766-0385

Palmetto Chapter
3608 Landmark Drive, Suite C
Columbia, SC 29204
803-782-1477

Sioux Falls Chapter
P.O. Box 88540
Sioux Falls, SD 57104-8540
605-338-2295

Watertown Chapter
107 Summerwood Drive
Watertown, SD 57201
605-886-5173

East Tennessee Chapter
401 Philpott Drive–RT 3
Box 30460
Madisonville, TN 37354
615-442-3861

Greater Knoxville Chapter
P.O. Box 566
Knoxville, TN 37920
615-577-7530

Central Tennessee Chapter
2400 Crestmoor
Nashville, TN 37215
615-386-7188

Abilene Chapter
P.O. Box 6054
Abilene, TX 79608
915-675-6046

Dallas Chapter
9400 N. Central Expressway
Suite #9

Dallas, TX 75231
214-373-9808

Houston Gulf Coast Chapter
5075 Westheimer
Suite #682
Houston, TX 77056
713-965-9742

West Texas Chapter
P.O. Box 7308
Midland, TX 79708
915-684-0902

South Central Chapter
4115 Medical Drive
Suite #202
San Antonio, TX 78229
512-692-9264

Salt Lake City Chapter
158 East 100 North
Farmington, UT 84025
801-451-5682

Greater Lynchburg Chapter
105 Crestline Drive
Forest, VA 24551
804-525-2462

Roanoke Valley Chapter
3201 Brandon Avenue S.W.
Suite #5
Roanoke, VA 24018
703-989-6627

Southside VA Chapter
725 Tuscarora Drive
Danville, VA 24540

804-793-4133

Seattle Chapter
Tillicum Marina
1333 N. Northlake Way
Suite #G
Seattle, WA 98103
206-545-1510

Seattle Guild
1001 4th Avenue
Suite #4725
Seattle, WA 98154
206-343-0873

Spokane County Area Chapter
P.O. Box 3705
Spokane, WA 99220
509-458-4437

Huntington Chapter
P.O. Box 2903
Huntington, WV 25728
304-523-4533

Fox Valley Chapter
P.O. Box 101
Appleton, WI 54914
414-738-6788

Greater Madison Chapter
P.O. Box 1347
Madison, WI 53701
608-836-4408

Milwaukee Chapter
2323 North Mayfair Road
Wauwatosa, WI 53226
414-453-4673

JDF AFFILIATES

Juvenile Diabetes Foundation
  Canada
JDF Canada
89 Granton Drive
Richmond Hill, Ontario
L4B 2N5
1-416-889-4171

Burlington/Hamilton Chapter
3040 New Street
2nd Floor, Suite 4
Burlington, Ontario
L7N 1M5
1-416-333-4660

Calgary Chapter
5920–1A Street S.W.
Suite 417
Calgary, Alberta
T2H 0G3
1-403-255-7100

Edmonton Chapter
9924–106 Street
Suite 202
Edmonton, Alberta
T5K 1C4
1-403-428-0343

Montreal Chapter
3767 Thimens Blvd.
Suite 260
St. Laurent, Quebec
H4R 1W4
1-514-339-1983
1-800-361-1278

Red Deer Chapter
#223, 3722–57th Avenue
Red Deer, Alberta
T4N 4R6
1-403-347-0070

Perth Chapter
c/o Garry Turnbull
R.R. #7, P.O. Box 214
Perth, Ontario
K7H 3E3
1-613-264-0456

Ottawa Chapter
1129 Carling Avenue
Ottawa, Ontario
K1Y 4G6
1-613-729-8760

Regina Chapter
P.O. Box 3924
Regina, Saskatchewan
S4P 3R8
1-306-789-8474

Saskatoon Chapter
2nd Floor 233-22nd Street E.
Saskatoon, Saskatchewan
S7K 0G3
1-306-244-5335

Toronto Chapter
49 The Donway West
Suite 320
Don Mills, Ontario
M3C 3M9
1-416-510-1350

Vancouver Chapter

#5, 1496 West 72nd Avenue
Vancouver, British Columbia
V6P 3C8

Region of Waterloo Chapter
P.O. Box 71
Station C
Kitchener, Ontario
N2G 3W9
1-519-745-2426

Winnipeg Chapter
900 St. James Street
#208
Winnipeg, Manitoba
R3G 3J7
1-204-775-7928

JDF Australia
P.O. Box 1500
Chatswood NSW 2057, Australia
61-02-411-4087

AJD Brazil
Rua Batatais, 602 #6462
Sao Paulo 01423, Brazil
55-11-284-4302

JDF Chile
Est. Metro Esc.
Militar, Gal. Sur, Lc. 12
Las Condes
Santiago, Chile
56-2-2288646

JDF United Kingdom
25 Gosfield Street
London, England W1P 7HB
44-71-436-3112

DSJ France
8, rue du Temple
Cognac 16100, France
011-33-45-82-5404

JDF Hellas
47 Vasilissis Sofias Ave.
Athens 10676, Greece
30-1-7225828

JDF Calcutta
800 H Lake Town
Calcutta 700089, India

JDF Israel
5 Jabotinsky Street
Tel Aviv 63479, Israel
972-3-546-3830

JDF Italia
Via Regina Margherita, 42
00198 Roma, Italy
39-6-8455041

JDF Puerto Rico
P.O. Box 70137
San Juan, Puerto Rico 00936
809-751-6641

RAP

JAN - 5 1996

GAYLORD FG